PraxisWissen

Motivierende Gesprächsführung in der Psychiatrie

Psychiatrie Verlag

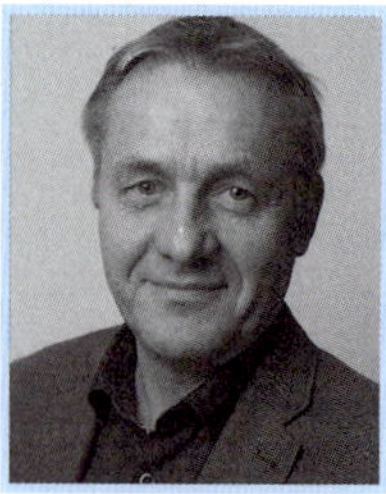

GEORG KREMER, Dr. PH, ist Psychologischer Psychotherapeut, Geschäftsführer im Stiftungsbereich Bethel.regional der von Bodelschwinghschen Stiftungen Bethel. Langjährige praktische Arbeit in der Klinik für Psychiatrie und Psychotherapie Bethel im Evangelischen Krankenhaus Bielefeld. Als Übersetzer der ersten deutschen Ausgabe von »Motivational Interviewing« und Mitglied des MI-Trainernetzwerks ist er ein gefragter Fortbildungsreferent in psychiatrischen Kliniken und psychosozialen Institutionen, bei Ärztekammern und psychologischen Ausbildungsinstituten.

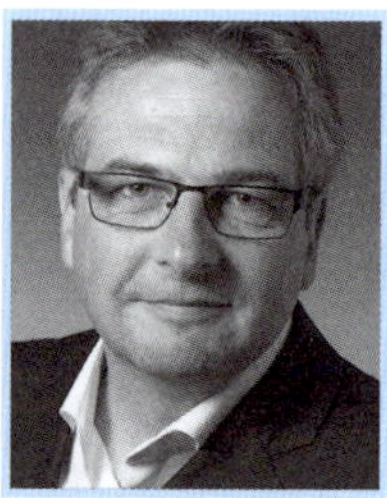

MICHAEL SCHULZ, Prof. Dr. rer. medic. habil., ist ausgebildeter Krankenpfleger sowie Pflege- und Gesundheitswissenschaftler. Er arbeitet am LWL-Klinikum Gütersloh sowie in der Trägerverwaltung des Landschaftsverbandes Westfalen Lippe. Zudem ist er als Honorarprofessor an der Fachhochschule der Diakonie in Bielefeld tätig. Er betreut für den Psychiatrie Verlag die Buchreihe »Better Care« und veröffentlicht unter anderem zu den Themen Recovery und Adherence.

PraxisWissen

Georg Kremer, Michael Schulz

Motivierende Gesprächsführung in der Psychiatrie

Psychiatrie Verlag

Die Reihe **Praxis**Wissen wird herausgegeben von:
Michaela Amering, Andreas Bechdolf, Michael Eink,
Caroline Gurtner, Klaus Obert und Tobias Teismann

Georg Kremer und Michael Schulz
Motivierende Gesprächsführung in der Psychiatrie
PraxisWissen 9
1. Auflage 2020
ISBN: 978-3-96605-081-4
ISBN E-Book (PDF): 978-3-96605-082-1
ISBN E-Book (EPUB): 978-3-96605-083-8

Bibliografische Information der Deutschen Nationalbibliothek
Die Deutsche Nationalbibliothek verzeichnet diese Publikation
in der Deutschen Nationalbibliografie; detaillierte bibliografische Daten
sind im Internet über http: //dnb.d-db.de abrufbar.

Lektorat: Karin Koch, Köln, Uwe Britten, Eisenach
Umschlagkonzeption und -gestaltung: studio goe, Düsseldorf,
unter Verwendung eines Fotos von djmilic/iStock.com
Typografiekonzeption und Satz: Iga Bielejec, Nierstein
Druck und Bindung: Westermann Druck Zwickau

Helfende Beziehungen:
Was ist Motivierende Gesprächsführung? 7

Was kann Motivierende Gesprächsführung leisten? 13

Motivierende Gesprächsführung und Selbstbestimmung 19
Von Compliance zu Adherence 20
Adherence als Schlüsselfaktor bei langfristigem Krankheitsmanagement 24
Non-Compliance als Chance und therapeutische Herausforderung 28

Grundlagen der Motivierenden Gesprächsführung in der Psychiatrie 32
»Spirit«: die therapeutische Grundhaltung 33
Folgen, Führen, Dirigieren 37
Motivation versus Ambivalenz 40
Wichtigkeit und Zuversicht 43
Phasen der Veränderung 45

Vier Prozesse – fünf Kernkompetenzen 50
Vom Beziehungsaufbau zur Veränderungsplanung 50
Kernkompetenzen der Motivierenden Gesprächsführung 59

Geschmeidig und konstruktiv mit Sustain Talk und Dissonanz umgehen 73
Veränderungskritisches Verhalten 73
Strategien zum Umgang mit Sustain Talk und Dissonanz 75
Die Eigenverantwortung stärken 79

Praxis der Motivierenden Gesprächsführung in der Psychiatrie 96
Erstkontakt in der psychiatrischen Institutsambulanz 97
Erstkontakt im stationären Rahmen als Folge einer Notaufnahme 101

Klärung der Anschlussperspektive 105
Psychopharmaka – Vorteile und Nachteile 112
Psychopharmaka: ein wohlgestaltetes Ziel finden, Verbindlichkeit stärken 117
Einhalten verbindlicher Strukturen im Betreuten Wohnen 122
Suizidale Krise in einer rezidivierenden Depression 128
Das Chaos lichten – soziale Probleme einer Drogenabhängigen 137
Emotional instabil, impulsiv, antisozial – Beziehungen gestalten 141

Zum Schluss: einige Erfahrungen von Mitarbeitern mit der Motivierenden Gesprächsführung 150

Ausgewählte Literatur 156

Helfende Beziehungen: Was ist Motivierende Gesprächsführung?

»Behandlungsvereinbarungen«, »Shared Decision Making«, »Adherence«, »Recovery« – alle Konzepte, die in den letzten Jahren in der Psychiatrie an Bedeutung gewonnen haben, beruhen auf einem partnerschaftlichen Dialog mit den Patientinnen und Patienten. Diesen Dialog, diese »Verhandlung« professionell und konstruktiv zu führen erfordert zum einen eine motivationsförderliche Grundhaltung, zum anderen einen konsequent personenzentrierten Behandlungsansatz, der die subjektive Sicht der Erkrankten in den Mittelpunkt rückt.

Die Begegnungen zwischen Helfenden und Menschen mit psychiatrischen Störungen sind grundsätzlich geprägt von einem »Machtgefälle«. Die einen brauchen Hilfe, die anderen geben sie. Dieses Gefälle suggeriert den Helfenden in aller Regel, dass sie zum einen wissen, was gut für die Patientin oder den Patienten ist, und dass zum anderen die Patientinnen und Patienten die Ratschläge und Verordnungen in der Folge auch 1:1 umsetzen. Dies ist allerdings Wunschdenken, und wird – das zeigen alle seriösen Studien zur Therapietreue – der Realität in keiner Weise gerecht. Insbesondere bei schweren und chronischen psychiatrischen Störungen ist die Bereitschaft der Patientinnen und Patienten, Therapieoptionen anzunehmen und damit etwas an ihren Lebensgewohnheiten zu verändern, gering ausgeprägt. Dies gilt im Übrigen auch für nichtpsychiatrische chronische Erkrankungen wie Diabetes oder Bluthochdruck. Wie aber sollen wir mit dieser Tatsache umgehen? Wie gestalten wir eine therapeutische Beziehung, in der der Respekt vor der Autonomie des Gegenübers sowie die Wertschätzung von Würde und Selbstbestimmung im Zentrum stehen? Die Antwort ist: durch eine therapeutische Beziehung, in der Helfende anerkennen, dass sie nur ein kleines Kapitel im Lebenskonzept der Hilfesuchenden schreiben können, dass sie dort unter Umständen vielleicht gar keine Berücksichtigung finden.

Die Begegnung mit Menschen mit psychiatrischen Störungen erfordert aufseiten der Helfenden die Bereitschaft, sich auf das Gegenüber wirklich einzulassen: Mensch bleiben, Kontakt und »Berührung« ermöglichen, sich interessieren für die Einmaligkeit des Gegenübers, für die Einmaligkeit des Moments.

Menschen mit psychiatrischen Störungen sind in Beziehungen zu anderen Menschen sehr feinfühlig und haben insbesondere in früheren Beziehungen mit einem Machtgefälle oftmals sehr verletzende Erfahrungen gemacht. Hier sind wir Helfende gefordert, ein anderes, ein emanzipatorisches Beziehungsmodell anzubieten, ein Beziehungsmodell, das die Wahrscheinlichkeit erhöht, dass wir von den Hilfesuchenden ernst genommen werden mit unseren Fragen, mit unseren Ideen und Ratschlägen.

Genau hier setzt das Konzept der Motivierenden Gesprächsführung an.

Das von William Miller und Steven Rollnick Ende der 1980er-Jahre entwickelte »Motivational Interviewing« (1991, 2002, 2013; deutsch 1999, 2004 und 2015) ist ein sowohl klientenzentriertes als auch direktives Verfahren mit dem Ziel der Klärung und Stärkung der Veränderungsbereitschaft von Menschen mit problematischen Verhaltensweisen. Motivierende Gesprächsführung ist eine differenzierte klinische Methode und kein Baukasten von Techniken, die schematisch einsetzbar sind. Sie ist eine Art und Weise, mit Menschen umzugehen, die von Wertschätzung und Respekt vor der subjektiven Sicht des Gegenübers geprägt ist, und bietet vor diesem Hintergrund zahlreiche praktische Hinweise für die Behandlung in unterschiedlichen motivationalen Phasen an.

Dieser Ansatz ist international und national vor allem in der Suchtbehandlung fest etabliert, wird mittlerweile aber auch bei vielen anderen psychischen Störungen wie Depressionen, Posttraumatische Belastungsstörungen, Schizophrenie, Essstörungen und Angststörungen eingesetzt. Für verschiedene angrenzende Arbeitsfelder, insbesondere die medizinische Primärversorgung und die Jugendhilfe, wurde die Motivierende Gesprächsführung konzeptionell weiterentwickelt.

Motivierende Gesprächsführung basiert auf Grundsätzen der Gesprächspsychotherapie, der Verhaltenstherapie sowie der Kommunikationspsychologie. Sie betont die persönliche Entscheidungsfähigkeit der Patientinnen und Patienten und geht davon aus, dass Menschen in der Regel gegenüber einer Verhaltensänderung nicht motiviert oder unmotiviert sind, sondern ambivalent. Ambivalente Einstellungen sind normal; sie frühzeitig zu erkennen und die eigenen Interventionen darauf abzustimmen ist die zentrale Herausforderung einer psychiatrischen Behandlung. Die Aushandlung der Behandlungsziele an sich gerät somit mehr und mehr in den Fokus des psychiatrischen Handelns.

Im Verlauf der Behandlung psychischer Störungen stellt sich häufig die Frage, was das Ziel einer Behandlung und wie motiviert die Patientin oder der Patient eigentlich ist, sich jetzt und künftig im Sinne des vereinbarten Behandlungsziels zu verhalten:

Wird der Patient mit der chronisch schizophrenen Psychose einwilligen, die mit ihm besprochene und schließlich verordnete Medikation verbindlich einzunehmen, oder müssen wir doch noch mal grundsätzlich über das »Ob« und das »Wie« der Medikation gemeinsam nachdenken?

Wird die junge Frau mit einer Drogenabhängigkeit ihr Konsumverhalten verändern? Will sie das wirklich? Kann sie sich aus ihrem vertrauten Milieu lösen und sich auf neue soziale Kontakte einlassen?

Wird die depressive ältere Patientin die in der stationären Psychotherapie erlernten alternativen Bewältigungsstrategien auch im Alltag einsetzen? Wird sie tatsächlich nach Beendigung der Behandlung den ihr empfohlenen Seniorenabend aufsuchen?

Wird der Patient mit der generalisierten Angststörung das Selbstmanagement auch nach Beendigung der Therapie so anwenden, wie er es in der Klinik gelernt und angewandt hat, oder wird er sich wieder zurückziehen?

Wird die Patientin mit der instabilen Persönlichkeit die ihr vermittelte ambulante DBT-Gruppe, die sie schon während des Klinikaufenthaltes einmal besucht hatte, auch nach der Entlassung aus der Klinik aufsuchen oder eher nicht?

Diese und andere Fragen, die uns bei der Behandlung vieler psychischer Störungen im psychiatrischen Alltag beschäftigen, zwingen uns, über eine reine Verordnungshaltung hinauszudenken. Sie verlangen von uns als Experten, unser Expertentum anders zu definieren: Wir sind nicht (nur) Experten für gute Lösungen, sondern (viel häufiger) Experten für einen gelungenen Zielfindungsprozess. Nicht das wie auch immer geartete spätere Verhalten der Patientin ist unser Qualitätsmaßstab, sondern die Qualität des aktuellen Klärungsprozesses. Dies belässt die Verantwortung bei den Patienten und schützt uns professionelle Helfer vor Enttäuschungen.

Motivierende Gesprächsführung basiert auf dem Grundgedanken, dass Menschen für eine Gestaltung ihres Lebens bzw. die Veränderung ihrer Gewohnheiten selbst verantwortlich sind. Diese Tatsache, die vielen Professionellen immer wieder deutlich und manchmal schmerzhaft vor Augen geführt wird, wird hier nicht beklagt, sondern im Gegenteil zum ethischen Prinzip erhoben: Professionelle Helferinnen und Helfer sind Begleiter eines Bewusstwerdungs- und Veränderungsprozesses, nicht Antreiber oder »Führer«. Sie sind durchaus direktiv, aber nicht dirigierend. Sie sehen ihre Hauptaufgabe darin, ihr Wissen und ihre Energie zur Förderung der Eigenverantwortung der Betroffenen einzusetzen. Motivierende Gesprächsführung ist in diesem Sinne ein emanzipatorisches und autonomieförderndes Konzept.

In diesem Buch werden die Grundhaltung, wesentliche Prozesse und Kernkompetenzen der Motivierenden Gesprächsführung referiert und auf den Alltag psychiatrischen Handelns übertragen. Wir wollen den Fokus gezielt auf die akutpsychiatrische Behandlung bzw. die Arbeit mit schwer psychisch erkrankten Menschen richten, die in bisherigen Veröffentlichungen zur Motivierenden Gesprächsführung zu kurz kam und verweisen darüber hinaus auf die vorhandene Literatur (Miller & Rollnick 2015; Arkowitz u. a. 2010).

Wir werden im ersten Kapitel einige Daten zur Evidenz der Motivierenden Gesprächsführung vorstellen. Im nächsten Kapitel werden wir die für die Sicht auf die Patienten wichtigen Begriffe »Compliance« und »Adherence« diskutieren und den Stellenwert der Motivierenden Gesprächsführung in diesem Zusammenhang beschreiben. Im Kapitel zu den Grundlagen der Motivierenden Gesprächsführung werden wir Erfahrungen aus unserer langjährigen klinischen Tätigkeit, aber auch aus Projekten zur Förderung der Adherence im psychiatrischen Arbeitsfeld einfließen lassen. Im Praxiskapitel werden wir auf konkrete Fälle Bezug nehmen und detailliert Handlungsoptionen beschreiben. In einem abschließenden Kapitel wollen wir die wesentlichen Inhalte noch einmal zusammenfassen und Grenzen der Motivierenden Gesprächsführung aufzeigen.

Wir wollen mit diesem Buch professionelle Helferinnen und Helfer in der Psychiatrie ansprechen, aber auch in angrenzenden Arbeitsfeldern, etwa der Eingliederungshilfe, der Wohnungslosenhilfe oder

der Jugendhilfe. Sie alle arbeiten mit der hier im Fokus stehenden Klientel und können nach unserer Erfahrung von den hier beschriebenen konkreten Handlungsimpulsen profitieren. Wir möchten sie alle ermutigen, sich mit der Motivierenden Gesprächsführung in den zielorientierten, letztlich aber ergebnisoffenen Klärungsprozess mit Patientinnen und Patienten, Klientinnen und Klienten zu begeben. Dies wird nicht nur zu tragfähigeren Therapiezielen und Vereinbarungen führen, sondern auch ihre eigene Arbeitszufriedenheit nachhaltig verbessern.

Was kann Motivierende Gesprächsführung leisten?

Seit rund zwanzig Jahren steigt die Zahl der randomisierten kontrollierten Studien zur Motivierenden Gesprächsführung kontinuierlich an. In einer großen Forschungsarbeit haben Helen Frost und Kollegen (2018) 104 Übersichtsarbeiten zur Motivierenden Gesprächsführung ausgewertet. Wenngleich die Autoren im Hinblick auf die Qualität der Forschung Verbesserungsmöglichkeiten sehen, kann sicher von einer positiven Wirkung Motivierender Gesprächsführung bei unterschiedlichen chronischen Erkrankungen ausgegangen werden. Ursprünglich waren sie fast ausschließlich im Bereich der substanzbezogenen Störungen angesiedelt. Von den 1990er-Jahren bis heute wurden zahlreiche aussagekräftige Metaanalysen vorgelegt, die übereinstimmend für eine Evidenz Motivierender Gesprächsführung im Alkohol- und Drogenbereich sprechen.

Schon vor einiger Zeit hat sich das Spektrum an Studien zur Motivierenden Gesprächsführung auf somatische Erkrankungsbilder hin ausgedehnt, in denen es häufig um Fragen der Änderung von Lebensgewohnheiten geht. So kommen Renata K. Martins und Daniel W. McNeil (2009) in ihrer Übersichtsarbeit zur Evidenz Motivierender Gesprächsführung in den Bereichen Ernährung, Bewegung und Diabetes zu dem Schluss, dass Motivierende Gesprächsführung diese klassischen gesundheitsförderlichen Verhaltensweisen positiv beeinflusst, merken aber an, dass es an Studien mit längeren Untersuchungszeiträumen mangelt.

Jennifer Hettema und Kolleginnen (2005) führten eine Metaanalyse zur Effektivität der Motivierenden Gesprächsführung in unterschiedlichen ambulanten und stationären Behandlungs- bzw. Beratungssettings durch. Sie untersuchten Studien zu problematischem Alkohol- und Drogenkonsum, HIV-riskantem Verhalten, Rauchen, Wasseraufbereitung (in Ländern mit oftmals verschmutztem Wasser), Bewegung, Ernährung, Essstörungen sowie pathologischem Glücksspiel und schlussfolgerten:

- Motivierende Gesprächsführung verbessert die Haltequote einer Behandlung.
- Motivierende Gesprächsführung verbessert die Therapietreue.
- Motivierende Gesprächsführung erhöht die vom Personal wahrgenommene Motivation aufseiten der Patienten.
- Positive Effekte stellen sich relativ schnell ein (wie bei anderen Behandlungsansätzen auch).
- Die Gruppenunterschiede verblassen über die Follow-up-Zeiträume. Dies gilt im Prinzip für das Gros vergleichender klinischer Studien.
- Die Effekte variieren stark über die Settings und Zielgruppen hinweg.

In ihrem Sammelband zur Motivierenden Gesprächsführung bei psychischen Störungen tragen Hal Arkowitz und William R. Miller (2010) verschiedene Forschungsergebnisse zusammen und weisen darauf hin, dass die Motivierende Gesprächsführung bei unterschiedlichen Störungsbildern einen Synergieeffekt mit anderen Behandlungsformen aufweist, das heißt, wenn Motivierende Gesprächsführung eine andere Behandlungsform ergänzt, fallen deren Effekte deutlich höher aus.

Die Datenlage zur Evidenz der Motivierenden Gesprächsführung bei psychischen Störungen unter Ausschluss primärer Suchterkrankungen ist eher mäßig und teilweise heterogen. Es finden sich nur wenige aussagekräftige Befunde, die den üblichen Evidenzmaßstäben standhalten. Die Methodologie der Studien ist zudem sehr breit gefächert:

- Die Outcome-Maße sind nicht einheitlich. So finden sich zum Beispiel im Psychosebereich Studien, die als Outcome-Maße messbare Verhaltensänderungen (etwa Einhaltung eines Medikamentenregimes) definierten, in anderen Bereichen gelten Haltequoten als Erfolgsmaß, etwa bei der Posttraumatischen Belastungsstörung. In anderen Studien gelten auch Einstellungsänderungen als Outcome-Maß, etwa die lediglich mündlich geäußerte Bereitschaft, sich auf eine Psychotherapie der Depression einzulassen.

- Die Interventionen sind unterschiedlich aufwendig und reichen von einer bis zu acht Sitzungen.
- In einigen Studien wurde Motivierende Gesprächsführung als ergänzendes Modul angeboten, in anderen Studien als Alternative.
- Manche Studien basieren auf Einzelinterventionen, andere auf einer Gruppenintervention.
- Das Monitoring der Interventionen lässt oft zu wünschen übrig. So ist in vielen Studien nicht systematisch erhoben worden, ob und in welchem Maße die geschulten Behandler Motivierende Gesprächsführung eingesetzt haben.

In ihrer Übersichtsarbeit zu Motivierender Gesprächsführung bei Essstörungen weisen Pam McDonald und Kollegen (2012) auf die Evidenz des MI-Ansatzes hin, kritisieren aber gleichzeitig die Methodologie der einbezogenen Studien. Die Studiendesigns seien sehr heterogen, Zielgruppen unterschiedlich und die Einhaltung der Studienprotokolle wurde oft nicht überprüft.

In der Summe ist die Befundlage zu Motivierender Gesprächsführung bei psychischen Störungen somit zwar ermutigend, es mangelt allerdings für alle Störungsbilder an groß angelegten klinischen Studien mit methodisch gutem Ansatz.

Studien zur Motivierenden Gesprächsführung bei akutpsychiatrischen Störungen im engeren Sinne liegen nur wenige vor. Hier handelt es sich vor allem um zwei Fragestellungen, die mittels randomisierter und kontrollierter Studiendesigns bearbeitet wurden:

1. Kann mittels Motivierender Gesprächsführung eine Reduktion des Substanzkonsums, insbesondere von Alkohol und Cannabis, bei psychotisch erkrankten Patienten erreicht werden?

Gerade Cannabiskonsum gilt als Risikoverhalten im Hinblick auf das Auftreten bzw. Verstärken psychotischer Symptome. Einige Übersichtsarbeiten (Cleary u. a. 2009; Baker u. a. 2010; Lubman u. a. 2010; De Witte u. a. 2014) stellen übereinstimmend fest, dass trotz einer relativ mageren Studienlage ausreichend Hinweise vorliegen, dass integrierte pharmako- und psychotherapeutische Behandlungsansätze unter Einbezug der Motivierenden Gesprächsführung einen positiven Effekt auf die Verringerung des Substanzkonsums haben. In einer neueren Studie zur Wirksamkeit bei sechzig Patienten mit der Doppeldiagnose Psychose und Sucht verglichen Andreas Bechdolf und Kollegen (2012) eine Motivationsbehandlung im Sinne der Motivierenden Gesprächsführung mit einer unspezifischen stützenden Intervention gleichen zeitlichen Umfangs. Zielkriterium war die Teilnahme an einer ambulanten integrierten Weiterbehandlung nach einem stationären Aufenthalt. Im Ergebnis wies die Motivationsbehandlung signifikant höhere Quoten der Teilnahme an der ambulanten Anschlussbehandlung auf als die unspezifische stützende Intervention.

2. Kann mittels Motivierender Gesprächsführung die Verbindlichkeit der Neuroleptikaeinnahme bei psychotisch erkrankten Patienten beeinflusst werden?

Der stärkste Prädiktor für das Wiederauftreten einer Psychose ist die Nichteinnahme verordneter Medikamente. Gleichzeitig wissen wir, dass drei von vier Patientinnen und Patienten, die an einer Psychose leiden, nach der stationären Behandlung ihre Medikation nicht oder nicht wie verordnet fortführen.

COMPLIANCE Zu dieser Fragestellung hatte eine britische Arbeitsgruppe um Roisin Kemp schon in den 1990er-Jahren aussagekräftige Studien mit bis zu 18-monatigen Katamnesezeiträumen vorgelegt (Kemp u. a. 1996 und 1998). Die sogenannte Compliance-Therapie, die psychoedukative Module mit Motivierender Gesprächsführung kombinierte, führte im Ergebnis zu einer fünffach erhöhten Compliance-Rate gegenüber einer Standardbehandlung. Colin O'Donnell und Kollegen (2003) konnten diese ermutigenden Ergebnisse in ihrer ähnlich angelegten Studie allerdings nicht replizieren. Die Autoren vermuteten, dass sie eine schwerer erkrankte Klientel in ihre Studie aufgenommen hatten, und schlussfolgern, dass die Einstellung der Patientinnen und Patienten gegenüber der Medikamenteneinnahme zu Beginn der Behandlung ein wesentlicher Prädiktor für spätere Compliance sei.

Tay (2007) fand in einer Studie im stationären Setting positive Effekte der Compliance-Therapie, wies aber darauf hin, dass sie bei Patientinnen und Patienten, die schon häufiger als sechsmal eingewiesen worden waren oder schwere Persönlichkeitsstörungen aufwiesen, keine signifikanten Effekte erzielte. Suparpit Maneesakorn und Kollegen (2007) sowie Michael Schulz und Kollegen (2013) fanden positive Effekte einer sogenannten Adherence-Therapie auf psychotische Symptome, auf die Bereitschaft zur Medikamenteneinnahme und die Behandlungszufriedenheit. In einer ähnlich angelegten Studie (Anderson u. a. 2010) konnten keine Effekte der Adherence-Therapie auf psychotische Symptome oder die Therapietreue gefunden werden, wohl aber mehr Zufriedenheit mit der Behandlung festgestellt. Ein Review von Richard Gray und Kollegen (2016) kommt zu dem Schluss, dass Adherence-Therapie vor allem als zusätzlicher Therapieansatz, zum Beispiel als Unterstützung einer medikamentösen Therapie oder eines Sportprogramms, Wirksamkeit entfaltet. In einem Review von Emile Barkhof und Kollegen (2012) konnte die Evidenz MI-gestützter Interventionen für die Verbesserung der Medikamenteneinnahme bei

Menschen mit Schizophrenien nicht nachgewiesen werden. > Compliance-Begriff, Seiten 20 ff., 28

Mia Romano und Lorna Peters (2015) untersuchten zwanzig Studien mit Personen verschiedener psychischer Störungsgruppen (Angst, affektive Störungen, Psychosen, Essstörungen etc.) und stellten fest, dass Motivierende Gesprächsführung hier ein vielversprechender Ansatz sei, dass er aber nicht immer auch zu konkreten Verhaltensänderungen im Alltag führe. Allerdings habe Motivierende Gesprächsführung im Vergleich mit anderen Behandlungsansätzen zu einer deutlich stärkeren Beteiligung der Patientinnen und Patienten am Behandlungsprozess geführt.

Zusammenfassend halten wir fest, dass die Studienlage zur wissenschaftlichen Evidenz der Motivierenden Gesprächsführung bei psychischen Störungen, insbesondere in psychiatrischen Behandlungssettings, zwar ermutigend ist, im Hinblick auf die Initiierung von Verhaltensänderungen aber uneinheitlich ausfällt. Wenn wir in diesem Buch dennoch den Einsatz der Motivierenden Gesprächsführung im akutpsychiatrischen Alltag empfehlen, dann basiert dies neben den ermutigenden Evidenzdaten vor allem auf der unstrittigen Stärkung des Arbeitsbündnisses zwischen Helfendem und Klientin und der schon erwähnten höheren Qualität des Behandlungsprozesses, die letztlich zu realistischeren Zielvereinbarungen führt.

Motivierende Gesprächsführung und Selbstbestimmung

Wer kennt das nicht: Obwohl einem Patienten mehrfach erklärt wurde, wie wichtig eine dauerhafte Einnahme der neuroleptischen Medikation für seinen Gesundheitszustand ist, und er den Argumenten zugestimmt hat, geht er nach der Entlassung nicht zur Apotheke, um das Rezept einzulösen. Obwohl für eine drogenabhängige Frau ein Platz für eine Langzeittherapie gefunden wurde und alle Formalitäten inklusive der Kostenzusage erledigt sind, sie am Beantragungsprozess auch aktiv mitgewirkt hat, lässt sie sich am Tag vor der Verlegung entlassen und tritt die Therapie nicht an.

Diese und ähnliche Situationen ereignen sich in der psychiatrischen Arbeit sehr häufig und führen in der Regel dazu, dass Professionelle sich enttäuscht oder hilflos fühlen und manchmal sogar verärgert sind. Ebenso geht es manchen Angehörigen, die sich von den Professionellen mehr aktive Hilfe in dieser Situation gewünscht hätten.

Das Ringen um das angemessene Maß an Selbst- und Fremdbestimmung des Patienten stellt in der psychiatrischen Behandlung gewissermaßen den zentralen ethischen Grundkonflikt dar. Eine einfache oder gar endgültige Lösung des Konflikts gibt es nicht, Konzepte von Selbst- und Fremdbestimmung unterliegen kulturellen und historischen Einflüssen; und so ist in jedem Einzelfall neu zu verhandeln, wie die Behandlung aussehen soll.

Die Motivierende Gesprächsführung gewinnt überall dort an Bedeutung, wo Menschen ein langfristiges Krankheitsmanagement leisten müssen, wie es etwa im Zusammenhang mit schwerwiegenden psychischen Störungen zwingend erforderlich ist.

Ein Patient wird eine Entscheidung über Monate oder Jahre nur dann mittragen, wenn er sie mit getroffen hat.

Voraussetzung dafür ist die partnerschaftliche Grundhaltung, die »hebammerische« Begleitung des Patienten auf dem Weg zu der für ihn besten Entscheidung. Wenn mit dem Patienten die Vor- und Nachteile verschiedener Behandlungsoptionen offen besprochen werden und Ambivalenzen zur Sprache kommen, kann der Patient letztlich selbstbestimmt entscheiden, welchen Weg er gehen möchte.

Aber: Wie ist es um die Ergebnisoffenheit professioneller Gesprächsführung in der Psychiatrie bestellt? Wie gut können es psychiatrisch Tätige ertragen, wenn fürsorgliche und gut gemeinte Empfehlungen vom Patienten nicht umgesetzt werden?

Von Compliance zu Adherence

Die Beziehungen zwischen Behandlern und Patienten haben sich in den vergangenen Jahrzehnten gewandelt: Patienten sind selbstbestimmter, besser informiert und weniger passiv. Vor diesem Hintergrund hat sich das berufliche Selbstverständnis professioneller Helferinnen und Helfer verändert, und damit auch das Verständnis von Behandlungszielen und Therapietreue. Am Beispiel der Ablösung des Compliance-Begriffes durch den Adherence-Begriff soll dies näher erläutert werden.

COMPLIANCE Den Begriff »Compliance« und die entsprechende Forschung gibt es in der Medizin etwa seit den Fünfzigerjahren des letzten Jahrhunderts. Im Laufe der Jahrzehnte hat er entsprechend den gesellschaftlichen Entwicklungen einen kontinuierlichen Begriffswandel erfahren. Zunächst wurde er verstanden als Willfährigkeit und Gehorsam gegenüber dem Arzt. Nach diesem Verständnis des frühen

Compliance-Konzepts war im Falle eines Therapieversagens der Patient »schuld«. Ein solches Verständnis von Compliance geht einher mit einer deutlich asymmetrischen Beziehungskonstellation: Der Arzt bzw. andere Mitwirkende am Behandlungsprozess wissen, was für den Patienten gut ist, und der Patient soll tun, was angeordnet wird. Möglichkeiten des Patienten für die Mitgestaltung von Behandlungszielen und Behandlungskonzepten sind hier nicht vorgesehen. Man kann von einem paternalistischen Verhalten sprechen.

»Paternalismus« meint in der Medizin ein traditionelles, fürsorgeorientiertes Behandlungskonzept, das eher am extern definierten Wohl des Patienten als an seinem intern und subjektiv geäußerten Willen orientiert ist. Medizinisches Handeln ist umso paternalistischer, je kompetenter derjenige ist, der missachtet wird.

Wir unterscheiden dabei zwischen starkem und schwachem Paternalismus. Während klare Fälle von starkem Paternalismus als unmoralisch gelten, gilt schwacher Paternalismus als moralisch gerechtfertigt. Ein Verletzter, der auf der Straße liegt, möchte vom Notarzt nicht erst nach seinen Präferenzen für bestimmte Behandlungsmethoden gefragt werden. Vielmehr erwartet er unmittelbares kompetentes und fürsorgliches Handeln. Hingegen möchte ein wiederholt an einer Depression erkrankter Mensch sehr wohl, dass seine Idee der Krankheitsentstehung und seine Einschätzung der Therapiemöglichkeiten im Rahmen von Behandlungsentscheidungen Berücksichtigung finden. Als paternalistisch im negativen Sinne ist eine Vorgehensweise also dann zu beschreiben, wenn die betroffene Person selbst in der Lage wäre, eine kompetente Entscheidung zu treffen.

Hier wird deutlich, dass das Problem vor allem dort zum Tragen kommt, wo Menschen durch langfristige Krankheitserfahrungen zu Experten ihres eigenen Krankheitsmanagements geworden sind. Paternalismus und Compliance werden in der Notfallmedizin oder Intensivbehandlung nur selten infrage gestellt (wenngleich auch hier Szenarien denkbar sind, Stichwort: Therapiebegrenzung), spielen aber in der Psychiatrie eine große Rolle.

In den 1970er-Jahren verstand man unter Compliance das Ausmaß, in dem sich das Verhalten des Patienten mit der Erwartungshaltung des Arztes deckte – und umgekehrt. Anfang der 1980er-Jahre wurde das therapeutische und soziale Umfeld des Patienten in das Compliance-Konzept mit einbezogen. Fortan wurde zum Beispiel der Einfluss des sozialen Status, von Bezugspersonen oder des Einkommens auf die Therapietreue untersucht. Dabei wurde deutlich, dass zum Beispiel die sozioökonomischen Verhältnisse die Umsetzung langfristiger Therapien nachhaltig beeinflussen.

Seit Mitte der Neunzigerjahre erleben wir durch die Einbeziehung von Bonus- und Malussytemen eine Erweiterung des Compliance-Begriffs um eine ökonomische Dimension. Ganz selbstverständlich pflegen wir heute unsere Bonushefte vom Zahnarzt oder freuen uns über kostenlose Fitnesskurse der Krankenkasse. Ein ökonomisches Beispiel ist die Diskussion darüber, ob Raucher höhere Gesundheitsbeiträge bezahlen sollen als Nichtraucher. Immer geht es in der Compliance-Debatte also nicht nur um das Wohl des Patienten, sondern auch um die Interessen der Solidargemeinschaft. Für die Diskussion um das Thema der Therapietreue sind solche Entwicklungen wichtig, weil sie verdeutlichen, wie im komplexen Zusammenspiel auch ökonomische Anreizsysteme genutzt werden, um auf das Verhalten des Einzelnen Einfluss zu nehmen. Daraus ergeben sich ethische Fragestellungen, die sich um die Frage der Autonomie des Einzelnen im Zusammenspiel mit Interessen der Solidargemeinschaft ergeben. Im Bereich der medikamentösen Behandlung von Psychosen gab es zum Beispiel Versuche, die Therapietreue durch Geldzahlungen an die Patienten zu verbessern.

Die Diskussionen zu Patientenverfügungen in der somatischen Medizin oder zu Behandlungsvereinbarungen in der Psychiatrie haben die Rolle des Patienten im längerfristigen Behandlungsprozess deutlich gestärkt. Konzepte wie Empowerment und Recovery haben den Blick auf die Fähigkeiten und Genesungsmöglichkeiten auch chronisch kranker Menschen gelenkt. Jenseits von Notfallmedizin und Intensivstation ist nun die Rede von dem »informierten Patienten« (Härter 2004), der in die Entscheidung über seine Behandlung mit einbezogen wird. Diese und andere Entwicklungen führten dazu, dass aus Sicht vieler Experten der Compliance-Begriff heute nicht mehr als zeitgemäß gilt. Man findet ihn in der einschlägigen Literatur kaum noch, stattdessen setzt sich allmählich der Begriff »Adherence« durch.

ADHERENCE Im Jahr 2003 legte die WHO einen Report mit dem Titel Adherence to long term therapies – evidence for action vor (Sabate 2003). »Adherence« (englisch für Festhalten, Befolgen) bezeichnet in der Medizin das Einhalten der gemeinsam von Patient und Arzt gesetzten Therapieziele.

Aber verbirgt sich hinter dem neuen Begriff tatsächlich ein neues Konzept oder handelt es sich eher um »alten Wein in neuen Schläuchen«?

Ein hohes Maß an Adherence zeigt sich in der Übereinstimmung zwischen vereinbartem Therapieziel und tatsächlichem Verhalten. Es geht also um eine Ko-Produktion: Betroffener, Umfeld und Professionelle arbeiten an einem individuellen Behandlungsziel. Adherence, also die gemeinsame Übereinstimmung, ist umso höher, je stärker der Behandlungsplan und die Behandlungsziele Ergebnisse einer gemeinsamen Entscheidungsfindung sind. »Adherence« schließt somit anders als »Compliance« die Dimension der Behandlungsbeziehung ausdrücklich mit ein – ohne informierte Zustimmung keine Behandlung (»nothing about me without me«). Das bedeutet auch, dass der

Prozess ergebnisoffen ist. Vielleicht entscheidet ein Patient, dass Medikamente zwar helfen, die Nebenwirkungen aber gegenüber den Wirkungsvorteilen überwiegen und deshalb im gemeinsamen Austausch nach anderen Wegen des Krankheitsmanagements gesucht werden soll. Die regelgerechte Umsetzung von Behandlungsplänen, zum Beispiel die Einnahme eines Medikamentes, können nur dann als Ziel beibehalten werden, wenn sich dadurch der Zustand des Betroffenen tatsächlich bessert.

Adherence basiert auf der Berücksichtigung des gesamten für die Behandlung oder Stabilisierung eines Gesundheitszustandes relevanten Verhaltens. Dazu gehören die Interaktionen zwischen den Beteiligten, der individuelle Wissensstand, die subjektiven Krankheitstheorien, Kognitionen und Gefühle sowie vor allem die Einbeziehung des Lebenskontextes. Wer ein hohes Maß an Adherence erreichen will, muss also viele Faktoren in den Blick nehmen und möglichst schon im Vorfeld potenzielle Hindernisse gemeinsam mit dem Patienten identifizieren und ausräumen.

Adherence als Schlüsselfaktor bei langfristigem Krankheitsmanagement

Der erwähnte Bericht der WHO hat das Thema Adherencetherapie deutlich in den Vordergrund gerückt, denn die einschlägigen Erkenntnisse waren erschreckend: Ungefähr 50 Prozent der langfristig angelegten Therapien werden nach einem Jahr abgebrochen. In Entwicklungsländern ist diese Rate noch höher. Die Rate ist diagnoseübergreifend stabil, gilt also für Bluthochdruck genauso wie für Diabetes oder Depression.

Für die Behandlung von Psychosepatienten konnte anhand mehrerer Studien (etwa CATIE, siehe LIEBERMAN u. a. 2005; CUtLASS, siehe Jones u. a. 2006) gezeigt werden, dass es, anders als von der Pharmaindustrie zunächst vertreten, im Hinblick auf die Abbruchrate bei Neuroleptikabehandlungen keinen Unterschied ergibt, ob es sich um sogenannte Typika oder Atypika handelt. Auch bei Letzteren, die gemeinhin als nebenwirkungsarm und gut verträglich beschrieben werden, setzen 50 Prozent der Betroffenen innerhalb des ersten Jahres und bis zu 75 Prozent nach 18 Monaten die Medikamente ab. Diese auffallende diagnose- und sogar präparatübergreifende Übereinstimmung lässt darauf schließen, dass es sich bei der Therapietreue um ein komplexes psychologisches Geschehen handelt.

Die WHO schließt aus den hohen Abbrecherquoten, dass medizinisch Verantwortliche im Hinblick auf angemessene therapeutische Interventionen radikal umdenken müssen. Patienten sollten nicht dafür beschuldigt werden, dass sie langfristige Therapiepläne nicht einhalten, sondern sollten vielmehr in einen objektiv und subjektiv fundierten Entscheidungsvorgang einbezogen werden. In dem Bericht wird außerdem betont, dass es sich bei Adherence um einen dynamischen Prozess handelt, der immer wieder neu belebt und überprüft werden muss. Aus Sicht der WHO sollten alle Mitarbeiter im Gesundheitswesen im Hinblick auf das Wissen um motivationale Dynamiken und entsprechende Gesprächsführungstechniken geschult werden. Die Motivierende Gesprächsführung wird hier ausdrücklich genannt.

Motivierende Gesprächsführung kann die Adherence verbessern.

Adherence ist ein Verhalten, das von vielen Faktoren beeinflusst wird. Seit Beginn der Compliance-Forschung im letzten Jahrhundert wurden über dreihundert verschiedene Faktoren identifiziert, die adhärentes Verhalten positiv oder negativ beeinflussen können. Wichtig ist zum Beispiel, was der Betroffene über die Krankheit weiß, ob er nur einmal am Tag oder mehrmals am Tag etwas tun soll, ob der verschreibende Arzt in der Nähe ist oder weit weg wohnt oder ob Freunde und Bekannte von der Behandlung überzeugt sind oder abraten.

Keiner dieser Faktoren ist bei allen Menschen gleich relevant, und kein Faktor allein konnte in größerem Maße den Erfolg oder Misserfolg einer Therapie erklären – bis auf einen: Die Vertrauensbeziehung zwischen Patientinnen und Patienten und ihren Behandlern ist nach wie vor der wichtigste Faktor für den Therapieerfolg. Und Vertrauen bedeutet in diesem Zusammenhang das Erleben gegenseitiger Wertschätzung und Achtung.

ABBILDUNG 1

Die fünf Dimensionen der Adherence (nach SABATE 2003)

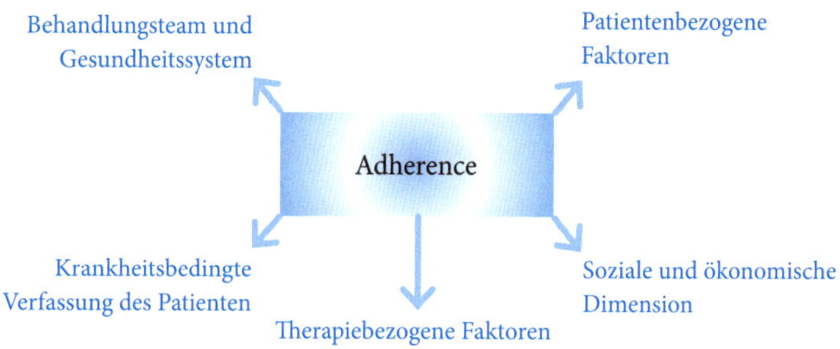

Die WHO hat die Faktoren, welche auf die Adherence Einfluss nehmen, in fünf Gruppen geordnet:

Die soziale und ökonomische Dimension: Armut, schlechter sozialer Status und geringer Bildungsstand beeinflussen das Adherence-Niveau negativ. Ebenso hat das Alter einen Einfluss. So ist zum Beispiel die wirtschaftliche Situation älterer Menschen in Deutschland häufig so schlecht, dass sie entscheiden, bestimmte Medikamente mit entsprechender Zuzahlung aus finanziellen Gründen nicht mehr einzunehmen.

Gesundheitssystem und Akteure: Es steht außer Frage, dass die Beziehungsqualität zwischen Behandlungsteam und Patient eine entscheidende Voraussetzung für ein funktionsfähiges Arbeitsbündnis darstellt. Wenn ein Patient sich nicht ernst genommen oder von »oben herab« behandelt fühlt, ist die Wahrscheinlichkeit hoch, dass er die Behandlung abbricht. Gleichzeitig spielt die Verfügbarkeit von Diensten vor Ort eine Rolle. Eine Behandlung kann umso individueller und langfristig tragfähiger gestaltet werden, je ausdifferenzierter das ambulante und komplementäre Hilfesystem ist.

Patientenbezogene Faktoren: Als Beispiel für diese Dimension ist das Wissen über die Krankheit zu nennen. Im Rahmen psychiatrischer Behandlungssettings gewann in den letzten beiden Jahrzehnten die Vermittlung von Wissen im Rahmen von Psychoedukation an Bedeutung. Allerdings ist kritisch zu prüfen, welche Art von Wissen von professioneller Seite weitergegeben wird und ob im Rahmen von Psychoedukation Partnerschaft oder Paternalismus gelebt wird. Psychoedukation im Sinne von Frontalunterricht hat sich als nicht effektiv erwiesen (Walther 2011). Darüber hinaus gibt es drei wichtige Achsen, die für die Einhaltung von Therapieabsprachen eine wichtige Rolle spielen: eigene Überzeugungen und Konzepte im Hinblick auf die Erkrankung und Therapie, das Vertrauen in die eigenen Fähigkeiten zur Umsetzung der Vorgaben sowie die Zufriedenheit mit der Therapie.

Die krankheitsbedingte Verfassung des Patienten: Die gesundheitliche Verfassung hat immer auch Einfluss auf die Möglichkeiten der Mitgestaltung im Behandlungsprozess. Besonders deutlich wird dies bei schweren Krankheitsverläufen wie Aids oder bei durch die Alzheimerkrankheit verursachten kognitiven Beeinträchtigungen. Aber auch während eines Entzugs oder in akuten psychotischen Krisen, unmittelbar nach traumatischen Erlebnissen oder bei akuter

Suizidalität sind die Möglichkeiten der aktiven Mitarbeit des Patienten vorübergehend oft eingeschränkt.

Therapiebezogene Faktoren: Beispielhaft für diese Dimension sei auf die Komplexität von Therapiemaßnahmen hingewiesen. Wenn eine Patientin beispielsweise zu verschiedenen Tageszeiten unterschiedliche Medikamente einnehmen muss und gleichzeitig noch verschiedene Parameter wie Puls, Blutdruck und Zuckerwerte zu beachten hat, so kann dies eine Überforderung darstellen und zum Therapieabbruch oder zur Vernachlässigung einzelner Maßnahmen führen. Als therapiebezogene Faktoren beschreiben wir aber auch Nebenwirkungen wie Gewichtszunahme und Müdigkeit oder auch Einschränkungen und Verbote wie den Verzicht auf alkoholische Getränke, was einigen Patienten nicht akzeptabel erscheint. Darüber hinaus haben Über- und Unterdosierungen einen negativen Einfluss auf die Adherence.

Das Wissen um diese verschiedenen Dimensionen ist notwendig, um in jedem Einzelfall individuell angemessene Interventionen zu entwickeln, mit denen sich dann das gesundheitsfördernde Verhalten positiv beeinflussen lässt. Die Entwicklung effektiver Interventionen zur positiven Beeinflussung der Adherence hat nach R. Brian Haynes (2001) einen größeren Einfluss auf die Gesundheit der Bevölkerung als etwa die Entwicklung neuer Medikamente.

Non-Compliance als Chance und therapeutische Herausforderung

Thomas Bock (2009) spricht von zwei Höllenhunden, die den Eingang zur Psychiatrie bewachen. Sie heißen »Krankheitseinsicht« und »Compliance«. Nur wer beide Forderungen erfülle, bekomme – ohne Zwang – Zugang zu den psychiatrischen Hilfsangeboten.

Nimmt man das Konzept der Motivierenden Gesprächsführung ernst, dann bietet sich hier die Gelegenheit für einen Paradigmenwechsel – allerdings nur, wenn Ergebnisoffenheit als zentrale Säule des Konzeptes mitgedacht wird.

Thomas Bock vertritt die Meinung, dass Widerstand und fehlende Einsicht psychisch kranker Menschen nicht als Hindernisse, sondern als Ressourcen wahrgenommen werden sollten. Aus seiner Sicht verstehen es viele professionelle Helfer nicht, Einsicht in die subjektive Welt der Patienten zu nehmen. Umgekehrt verlangen sie aber von ihren Patienten, dass sie Verständnis aufbringen für die Problemsicht der Therapeuten. Er fordert, das Wort »Non-Compliance« aus dem Sprachrepertoire der psychiatrisch Tätigen zu streichen (Bock 2005), keine Anpassung um jeden Preis zu erwarten und keine »allgemeine« Psychoedukation durchzuführen, sondern individuelle und kooperative Suche nach subjektiven Bedeutungen zu fördern. Wir müssen Einsicht nehmen weniger in ein abstraktes Krankheitsbild oder eine Diagnose als vielmehr in die konkreten Lebensumstände und die besondere Entwicklung eines bestimmten Menschen.

Bock verweist auch auf grundlegende Voraussetzungen gelingender Kommunikation: Wenn die Kooperation zwischen zwei Partnern nicht funktioniert, sind beide verantwortlich. Wir Therapeuten müssen Patienten abholen – im wörtlichen und im übertragenen Sinn – und uns um Kooperation bemühen. Dabei spielt das Interesse für individuelle Erklärungsmuster, für den Eigensinn und für die subjektive Bedeutung der Erkrankung eine große Rolle. Demzufolge ist Adherence das Ergebnis gemeinsamer Anstrengungen. Und so ist Non-Compliance nicht einfach dem Patienten oder seiner besonders schweren Krankheit anzulasten, sondern vielleicht auch uns und unserer mangelnden Flexibilität, Fantasielosigkeit und unserem einseitigen medizinischen Beziehungsangebot. Hierzu schreibt Thomas

Bock (2008, S. 140): »Viele so genannte Noncompliance-Patienten lehnen nicht in erster Linie ein bestimmtes Medikament ab, sondern ein reduziertes Verständnis, eine patriarchale Beziehung.« Wie an der Ablösung des Begriffes »Compliance« durch den der »Adherence« deutlich wird, sollte heutzutage eine längerfristige Behandlung mit einer gemeinsamen Therapieplanung einhergehen. Die Motivierende Gesprächsführung unterstützt den Patienten darin, eine fundierte, mit seinen Wünschen und Zielen übereinstimmende Entscheidung für ein Therapieziel und einen Behandlungsplan zu treffen.

Dies bedeutet nicht, dass der Patient grundsätzlich alles und die für die Behandlung Verantwortlichen grundsätzlich nichts entscheiden. Es gilt stattdessen, je nach Verfassung des Patienten die Gewichtung der Verantwortung immer wieder neu auszuloten und den eigenen Behandlungs- und Gesprächsstil regelmäßig zu überprüfen. So sind insbesondere in Akut- und Aufnahmesituationen eher direktive und fürsorglich führende Interventionen der Gesprächsführung und Behandlung angezeigt, während im weiteren Behandlungsverlauf eher begleitende Interventionen in den Vordergrund rücken.

Je nach Gesprächsführungsstil verändert sich dabei der Anteil an fragenden, informierenden und zuhörenden Elementen. Wir werden dies in den folgenden Kapiteln ausführlich erläutern.

Den Patienten als Partner ernst zu nehmen heißt, ihn selbst entscheiden zu lassen, ohne ihn mit der Entscheidung alleinzulassen.

Ziel dieses Vorgehens ist es, eine größtmögliche Autonomie des Patienten zu realisieren, ohne sich selbst aus der Verantwortung zu stehlen.

Aber woran erkennt man nun, ob der Beziehungsprozess und die Nutzung von Motivierender Gesprächsführung erfolgreich waren oder nicht?

Häufig helfen uns Parameter, die wir gut erkennen können. Vielleicht sehen wir, dass ein Betroffener nach der Intervention keinen Alkohol mehr trinkt oder dass ein Mensch, der sich häufig selbst verletzt hat, das nun nicht mehr tut. Es könnte auch sein, dass ein Mensch seine Medikamente einnimmt und nun keine Stimmen mehr hört (Symptomreduktion). Dies passt zu traditionellen Ergebnisparametern, wie sie schon lange zur Psychiatrie gehören, vor allem deshalb, weil sie leicht messbar sind. Im Zuge einer eher recovery-orientierten Psychiatrie, in der Werte wie Zuversicht, Sinnfindung, Identität oder persönliches Wachstum an Bedeutung gewinnen, entwickeln sich neben den klassischen Parametern neue, die deutlich individueller und damit schwerer messbar sind. Das erschwert die Evaluation von Motivierender Gesprächsführung, passt aber zu einer grundsätzlichen Entwicklung im Gesundheitswesen und in der Gesellschaft, die der Selbstmanagementkompetenz eine wachsende Bedeutung zuschreibt.

Im Kontrast zur Förderung individueller Genesungswege erleben wir aber auch eine zunehmende Ökonomisierung des Gesundheitsverhaltens. So konnte in einer aktuellen britischen Studie (Highton-Williamson u. a. 2015) gezeigt werden, dass an Schizophrenie erkrankte Menschen eher ihre Medikamente einnehmen, wenn man ihnen dafür Geld bezahlt. Das System weist somit zwar Schwächen, Brüche und Diskrepanzen auf, funktioniert aber in der Summe ganz gut. Doch ist dies immer das, was wir ethisch wollen?

Adherence und entsprechende Interventionen wie die Motivierende Gesprächsführung zielen auf komplexe Fragestellungen ab und erfordern neben der grundsätzlichen Reflexion von Beziehungs- und Veränderungsprozessen, neben der Beherrschung konkreter Kompetenzen und Techniken auch immer eine ethische Reflexion.

Grundlagen der Motivierenden Gesprächsführung in der Psychiatrie

Interventionen von Behandelnden basieren häufig auf der Annahme, dass Patientinnen und Patienten, wenn sie eine Behandlung aufnehmen, an den als unangenehm erlebten Zuständen auch wirklich etwas verändern wollen, und zwar im therapeutisch »richtigen« Sinne. Dies ist allerdings nicht unbedingt der Fall. Die Motivation, eine Behandlung aufzunehmen, kann sehr unterschiedlich gelagert und mit dem Anlass der Behandlungsaufnahme nur indirekt verknüpft sein. Offensichtlich ist das in den Fällen, wenn Menschen ohne ihre Einwilligung zur Behandlung kommen. Offensichtlich ist es auch dort, wo Menschen eine Behandlung eingehen, um ein bestimmtes, klar definiertes Ziel zu erreichen, etwa im Konzept »Therapie statt Strafe«. Schwieriger zu erkennen sind die Fälle, in denen Patienten vor dem Hintergrund einer hochambivalenten inneren Entscheidung zur Behandlung kommen. Hier nicht dem Glauben zu verfallen, dass mit Behandlungsantritt auch eine Entscheidung zur künftigen Verhaltensänderung getroffen ist, sondern zunächst einmal nur eine Entscheidung für den Behandlungsantritt, das ist die Herausforderung.

Eine Bereitschaft zur Therapie impliziert nicht automatisch eine Veränderungsbereitschaft. Diese muss therapeutisch oft erst erarbeitet werden.

Wir müssen Tag für Tag wachsam den Verlauf der Motivation beobachten und widerspiegeln; tun wir das nicht, ist die Wahrscheinlichkeit sehr hoch, dass unsere Interventionen die Patienten nicht dort

»abholen, wo sie stehen«, sondern eher dort, wo wir meinen, dass sie stehen sollten. Das führt oftmals zu ungeduldigen oder den Patienten belehrenden therapeutischen Anweisungen, die erfahrungsgemäß zu keinerlei Verhaltensänderung führen.

»Spirit«: die therapeutische Grundhaltung

Empathie, das heißt die Bereitschaft und Fähigkeit, sich in andere Menschen einzufühlen, kann als das wesentliche Charakteristikum der Motivierenden Gesprächsführung angesehen werden. Empathie meint, die Gefühle, Sichtweisen und Standpunkte der Patienten zu verstehen, ohne sie zu bewerten, zu kritisieren oder gar ins Lächerliche zu ziehen. »Verstehen« ist dabei nicht mit »einverstanden sein« oder »billigen« gleichzusetzen. Empathisch sein heißt, zu versuchen, die Standpunkte der Patienten so umfassend wie möglich zu begreifen, also insbesondere ambivalente Einstellungen zu akzeptieren.

Empathisch sein heißt hingegen nicht, in der manchmal unstrukturierten und chaotischen Erlebnis- und Gefühlswelt der Patienten mitzuschwimmen. Eine professionelle Empathie verlangt Distanz bei gleichzeitigem Respekt vor der Würde des Gegenübers oder, wie es Boris Luban-Plozza und Kollegen (1998) ausdrückten: »Mitfühlen ja – Mitleiden nein.« Mitgefühl, »compassion«, ist ein neues Element im Konzept der Motivierenden Gesprächsführung. Mitgefühl meint, dass wir das Wohlbefinden des anderen fördern wollen und seinen Bedürfnissen Priorität einräumen. Unser Tun soll den Interessen des Klienten dienen (Miller & Rollnick 2015, S. 35).

Empathie muss ernst gemeint sein, als bloße »Technik des Widerspiegelns« ist sie falsch verstanden. Wenn wir zum Beispiel auf eine Äußerung einer Patientin, dass sie schon ihre guten Gründe habe, weswegen sie sich in den letzten Monaten zunehmend zurückgezogen habe, »technisch korrekt« antworten: »Sie haben sich zurückgezogen«, ohne dass wir damit eine Vorstellung davon verbinden, dass uns ein Gespräch über das Zurückziehen weiterbringt, ohne dass wir über Tonfall und Zuwendung vermitteln, dass wir an ihren guten Gründen interessiert sind, dann ist das nicht empathisch.

Empathie und Respekt sind wesentliche Grundlagen eines Arbeitsbündnisses. Sie stärken die Selbstachtung der Patientin und ermöglichen es ihr, in einer autonomen Atmosphäre über mögliche Veränderungen ihrer Lebensgewohnheiten nachzudenken.

Empathie im Bereich der Behandlung von Menschen mit Psychosen etwa erfordert ein Interesse an der subjektiven Bedeutung und Bewertung des psychotischen Geschehens. Äußerungen wie der Buchtitel von Sibylle Prins (2005), »Jetzt endlich lebe ich richtig«, wobei »jetzt endlich« den Zeitpunkt des akuten psychotischen Geschehens meint, unterstreichen die Notwendigkeit eines Einlassens auf diese andere Welt, eines wertfreien und neutralen Versuchs, mitzufühlen und zu verstehen, ohne voreilige Schlüsse zu ziehen.

Empathie hilft den Behandlern, die Patienten besser zu verstehen, und den Patienten, sich selbst in ihrer Eigenart besser zu akzeptieren.

Motivierende Gesprächsführung hilft uns dabei. Sie betont die Autonomie der Patientin, und zwar auch dort, wo wir die Dinge anders sehen als sie. Hier nicht in Überheblichkeit oder Ironie zu verfallen, sondern zu versuchen, die Sichtweise der Patientin zu verstehen, ohne sie zu bewerten, also Akzeptanz im Rogers'schen Sinne aufzubringen (Rogers 1951), das ist letztlich der Schlüssel zu einem konstruktiven Arbeitsbündnis.

Empathie fördert die Veränderungsbereitschaft: Erst die Erfahrung, in der Arbeitsbeziehung unvoreingenommen akzeptiert zu werden, öffnet das Fenster hin zur Bereitschaft, sich auf die Vorschläge der Behandelnden einzulassen, eröffnet die Freiheit hin zu einer autonomen Entscheidung, ohne aus der Defensive heraus zu agieren.

Die Akzeptanz des Status quo ist somit paradoxerweise oftmals die Voraussetzung für eine wachsende Änderungsbereitschaft aufseiten der Patientinnen und Patienten. Jetzt begreifen sie die Änderung nicht als Einwilligung in die Ideen anderer, sondern als ihre eigene Entscheidung. Insbesondere in der Psychiatrie, in der regelmäßig Menschen behandelt werden, die den Entscheidungen anderer (hilflos) ausgesetzt waren, ist das Stärken der Autonomie und das Erleben von Autonomie ein emanzipatorisch und ethisch notwendiges Behandlungsziel.

Solange die Patienten uns in unseren gut gemeinten Ideen zustimmen, haben wir kein Problem mit ihrer Autonomie, fühlen uns selbst im besten Sinne fördernd und unterstützend. Anders sieht die Sache aus, wenn Patienten uns gegenüber aktiv eine therapeutisch »kritisch« zu beurteilende Sicht vertreten oder »passiven Widerstand« leisten, indem sie sich einfach anders verhalten als empfohlen und auch als von ihnen selbst angekündigt. Hier stoßen wir oftmals an unsere eigenen Grenzen der Toleranz, letztlich an unserer professionellen Grundhaltung. Im Sinne der Motivierenden Gesprächsführung zu intervenieren erfordert eine konsequente Orientierung am Gegenüber, eine konsequente »Dienstleistungshaltung«: Der Kunde ist König. Dies nicht als »verkaufsfördernde« Masche, sondern aus Respekt vor der Person: Patienten entscheiden selbst, was sie tun.

Unser Auftrag besteht darin, Patienten dazu einzuladen, uns mitzuteilen, was sie zu tun gedenken. Wir wollen mit ihnen gemeinsam das bestmögliche Ziel entwickeln und den bestmöglichen Weg dorthin finden. Manch einer sagt, es sei besser, keine »schlafenden Hunde zu wecken«, sprich: Patienten nicht zu ermutigen, Widerspruch gegen das vorgeschlagene Procedere zu äußern. In der Motivierenden

Gesprächsführung möchten wir schlafende Hunde wecken, denn die Erfahrung zeigt: Sie werden sowieso wach.

BEISPIEL

Stellen Sie sich den Tagesklinikpatienten mit einer sozialen Phobie vor, der im Gruppentraining soziale Kompetenzen übt und in Einzeltherapie lernt, mit schwierigen sozialen Situationen umzugehen. Nun hat er den siebzigsten Geburtstag seines immer als dominant erlebten Vaters vor Augen. Er lädt ihn und seine Geschwister zu einem von ihm selbst zubereiteten Essen ein. Wochenlang beschäftigt er sich in der Therapie damit, wälzt Kochbücher, kauft ein, legt die Sitzordnung fest etc. Er wird zunehmend angespannter. Am Tag vor dem großen Fest geht es ihm körperlich (Magen-Darm) und psychisch (Angst) schlecht, am Abend sagt er die Feier ab.

In der gemeinsamen Reflexion stellen Patient und behandelnde Psychologin fest, dass die Einladung von Anfang an »eine Nummer zu groß« war, dass der Patient mehrfach zaghaft versucht hat, auszuweichen, was allerdings von der Psychologin als Angstsymptom gedeutet und »bearbeitet« wurde. Der Psychologin wird deutlich, dass es ihr Ziel war, den Patienten dahin zu bringen, eine solche Einladung zu wagen, dass sie in diesem Bemühen die Signale des Patienten nicht wahr- bzw. ernst genommen hat. Motivierende Gesprächsführung hätte hier bedeutet, gemeinsam mit dem Patienten die Hindernisse konsequent im Vorfeld auszuloten. Möglicherweise wäre man dann auf ein Ziel gekommen, das der Patient gut bewältigt hätte, zum Beispiel mit dem Vater allein spazieren zu gehen.

Motivierende Gesprächsführung heißt oftmals für Behandelnde, von den eigenen, hochgesteckten Zielen Abstand zu nehmen.

Wenn Therapieziele gemeinsam mit den Patienten festgelegt werden, sind sie in der Regel kleiner, dafür aber realistischer. Kleine Ziele bergen eine höhere Erfolgswahrscheinlichkeit (Ergebniserwartung), und ein Erfolg stärkt die Selbstwirksamkeit. Beides sind nach Albert BANDURAS sozial-kognitiver Theorie (1979) notwendige Voraussetzungen für Intentionsbildung und Verhaltensänderung, oder – wie es HECKHAUSEN & GOLLWITZER (1987) ausdrückten – notwendige Voraussetzungen für das Überschreitens des »Rubikons«: vom Wollen zum Handeln.

»Ziel von MI ist es, die im Gesprächspartner bereits vorhandene Eigenmotivation für eine Änderung freizusetzen« (KÖRKEL 2008, S. 182). Der »Spirit«, die Grundhaltung des MI, liegt also darin, sich auf Augenhöhe mit den Patienten zu begeben und konsequent emanzipatorisch, konsequent partnerschaftlich zu denken und auch zu (be-) handeln. Dies nicht als Technik zu (miss-)verstehen, sondern in seiner ganzen Haltung auszustrahlen, dazu bedarf es aufseiten der Behandelnden stetiger Reflexion allein und im Team: der Überprüfung von Anspruchshaltungen, der Beachtung unterschiedlicher Zielvorstellungen und vor allem der Analyse gelungener und misslungener Motivierungsbemühungen.

Folgen, Führen, Dirigieren

Stephen ROLLNICK und Kollegen (2012) beschreiben eine Trias von professionellen Behandlungsstilen, die in psychosozialen Settings zum Einsatz kommen: Following, Guiding, Directing.

FOLGEN Following oder Folgen meint, gut zuzuhören und jemandem die volle Aufmerksamkeit zu schenken, die Welt des anderen wertfrei zu sehen und zu verstehen versuchen.

Jemand, der diesen Stil beherzigt, würde sagen: »Ich will Sie nicht verändern und Sie auch nicht drängen. Ich vertraue Ihrer Weisheit und Ihrer Erfahrung mit sich selbst, und ich überlasse Ihnen die Entscheidung, wann und in welchem Tempo Sie handeln.«

Jemand, der gerade einen Verlust erlitten hat und darüber trauert, benötigt einen eher folgenden Behandler. Das gilt auch für jemanden, den man als Behandler zum ersten Mal sieht. Hier gilt es, eine Weile zu folgen, um den anderen erst einmal kennenzulernen.

FÜHREN Guiding oder Führen meint, jemandem zu helfen, seinen Weg zu finden, indem man das Wissen um Wege und Alternativen weitergibt.

Im deutschsprachigen Raum erzeugt der Begriff des Führens aufgrund der besonderen Historie schnell eine negative Konnotation. Hier allerdings ist er gänzlich anders zu verstehen. Jemand, der diesen Stil beherzigt, würde sagen: »Ich kann Ihnen helfen, dieses Problem selbst zu lösen.«

Ein in diesem Sinne führender Behandler ist vielleicht am ehesten mit einem Fremden- oder Reiseführer zu vergleichen: Er kennt eine Menge interessanter Fakten und Details; die Reiseziele auswählen und anschauen müssen die Reisenden aber selbst.

DIRIGIEREN Directing oder Dirigieren meint, die Verantwortung zu übernehmen, zumindest für eine gewisse Zeit.

Dieser Stil rettet manchmal Leben, auch in der psychiatrischen Versorgung. Man trifft Entscheidungen für den anderen und bestenfalls im Sinne des anderen. Ein solcher Stil ist in Situationen angemessen, in denen ein Patient eine aktive Rolle des Behandlers erwartet und braucht. Einleuchtend ist dies im medizinischen Kontext zum Beispiel bei komplizierten chirurgischen Eingriffen. Hier ergibt es oftmals für Patienten keinerlei Sinn, mitzudenken, sondern sie überlassen sich dem »Dirigenten«. Ob und wann dieser Stil im psychiatrischen Kontext sinnvoll ist, ist eine interessante Frage. Sie stellt sich wohl am ehesten in Grenzsituationen massiver Eigen- oder Fremdgefährdung, in denen Patientinnen und Patienten aufgrund schwerster psychischer oder kognitiver Beeinträchtigungen nicht mehr einsichts- und steuerungsfähig sind.

Jemand, der diesen Stil beherzigt, würde sagen: »Ich weiß, wie Sie dieses Problem lösen können. Ich weiß, was Sie tun sollten.«

ABBILDUNG 2

Behandlungsstil und Interventionsschwerpunkte

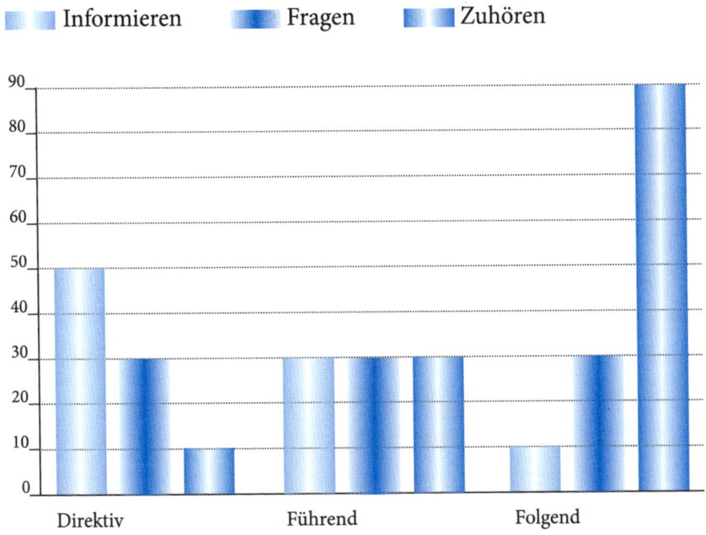

In der psychiatrischen Behandlung brauchen wir alle drei Behandlungsstile. Oftmals in akuten Situationen einen direktiven, in post-akuten Phasen einen folgenden und in Phasen der Perspektivplanung einen führenden Stil. Im weiteren Verlauf dieses Buches werden wir immer wieder auf diese Trias zurückkommen.

Motivation versus Ambivalenz

Jeder Mensch kennt sie von sich selbst gut, die guten Vorsätze. In der psychiatrischen Arbeit klingen sie etwa so:

- »Ich werde in Zukunft in Situationen, in denen die Panik aufsteigt, meinen Notfallkoffer nutzen und zum Beispiel ein Chili-Bonbon lutschen.«
- »Ich werde in Zukunft die Neuroleptika so nehmen, wie Sie sie mir verordnet haben.«
- »Ich werde regelmäßig an der DBT-Gruppe teilnehmen.«

Doch viele unserer guten und richtigen Vorsätze halten wir schon bald nicht mehr durch. Das Phänomen, das hier angesprochen wird, heißt »Ambivalenz«. Der Begriff setzt sich zusammen aus den lateinischen Worten »ambi« = beide, doppelt; »valere« = stark sein. Wenn wir von Ambivalenz sprechen, sprechen wir von Gedanken, Gefühlen, Empfindungen oder Verhaltensweisen, die einander widersprechen, aber gleichzeitig vorhanden sind. »Zwei Seelen wohnen, ach! in meiner Brust«, klagt Faust. Ambivalenz ist ein Begleiter aller wichtigen Lebensentscheidungen und häufige Begleiterscheinung von Krisen: »Ein Agoraphobiker könnte sagen: ›Ich möchte gern ausgehen, habe aber Angst, dass ich die Kontrolle verlieren könnte‹, ein depressiver und sozial isolierter Patient: ›Ich wäre gern mit Leuten zusammen, aber ich fühle mich unattraktiv‹, ein Patient mit Waschzwang oder Kontrollzwängen versucht immer wieder verzweifelt, Rituale zu vermeiden und fühlt sich gleichzeitig angstvoll dazu getrieben, diese auszuführen« (Miller & Rollnick 2004, S. 31).

Die Ursache der Ambivalenz ist nach Willliam R. Miller und Stephen Rollnick weder in einer klar umrissenen pathologischen Persönlichkeit zu finden noch in charakterlich fehlgeleiteten Abwehrmechanismen wie Verleugnen, Rationalisieren, Projizieren. Viel eher müsse das Gefangensein in einem sogenannten Annäherungs-Vermeidungs-Konflikt angenommen werden: Jeder ambivalente Mensch fühle sich hin- und hergerissen zwischen den angenehmen und unangenehmen Folgen seines Handelns, zwischen Attraktion und Destruktion, zwischen Weitermachen und Aufhören. Um diesen Konflikt näher zu beschreiben, führen sie das Bild einer Waage an, die aus zwei Waagschalen besteht: Auf jeder Waagschale befinden sich zwei Arten von Gewichten. In die eine werden die erlebten Vorteile des Status quo und die erwarteten Nachteile einer Änderung geworfen, in die andere die erlebten Nachteile des Status quo und die erwarteten Vorteile einer Änderung. Die folgende Abbildung zeigt dieses Muster am Beispiel eines psychosekranken Mannes, der die Vor- und Nachteile der Neuroleptikaeinnahme abwägt.

ABBILDUNG 3

Vor- und Nachteils-Waage bei Neuroleptikaeinnahme

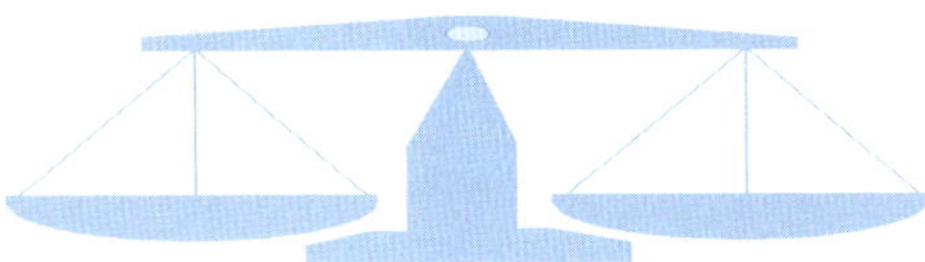

Vorteile des Status quo
- Fühle mich frei
- Habe meine Ruhe
- Habe Lust auf Sex

Nachteile einer Änderung
- Würde mich gezwungen fühlen
- Hätte seltener meine Ruhe
- Vielleicht keine Lust auf Sex

Nachteile des Status quo
- Bin jetzt in der Klinik
- Bin allein
- Trinke zuviel Alkohol

Vorteile einer Änderung
- Könnte meine Wohnung halten
- Hätte mehr zu tun
- Würde vielleicht eine nette Frau kennen lernen

Das Erstellen einer solchen Waage oder auch einer schlichten Vorteil-Nachteil-Liste mit allen vom Patienten geäußerten Aspekten führt in der Regel zu einer differenzierteren Sicht auf das individuelle Lebenskonzept. Diese stellt wiederum die Basis einer stabilen Änderungsmotivation und einer individuell abgestimmten differenzierten Zielfindung dar. > Behandlungsziele, Seiten 100 f., 110 f.

Der erste Schritt zur Motivation von Patienten mit psychischen Problemen ist die Anerkennung ihrer Ambivalenz gegenüber einer Verhaltensänderung.

Es ist häufig zu beobachten, dass Menschen ihre Aufmerksamkeit auf die gegenüberliegende Seite verlagern, sobald sich die Waage zu einer Seite neigt. Menschen in einem Annäherungs-Vermeidungs-Konflikt bringen fast regelhaft bei einer Überbetonung einer Seite der Ambivalenz die andere ins Spiel. Das heißt, Behandler sind gut beraten, alle Vor- und Nachteile einer möglichen Behandlung zu diskutieren. Wer beispielsweise ausschließlich die negativen Folgen eines Medikamentenverzichts in den Mittelpunkt stellt, etwa das Risiko einer neuen psychotischen Episode und damit des drohenden Wohnungsverlusts, und dabei die subjektiven Vorteile des medikamentenfreien Intervalls vernachlässigt, wird beinahe zwangsläufig die autonomen Kräfte des Patienten hervorrufen: »Sie haben ja recht, aber ...« Es ist hilfreich, einem solchen Patienten nicht eine mangelnde Motivation zu unterstellen, sondern viel eher eine schwankende. Führt man sich einmal vor Augen, wie sensibel und flexibel reale Waagen auf kleinste Gewichtsveränderungen reagieren, dann kann man verstehen, dass Motivation kein statischer Zustand ist, sondern einem ständigen Wechsel unterliegt.

Eine Gesprächsführung, die diese Sichtweise beherzigt, führt zu weniger Kommunikationsproblemen und Machtkämpfen mit den Patienten und Patientinnen. Miller und Rollnick sprechen vom »Ambivalenzmanagement« und vergleichen Motivierende Gesprächsführung eher mit einem beschwingten Tanz zweier gleichberechtigter Partner als einem »Frontalangriff auf eine Festung«.

Wichtigkeit und Zuversicht

Veränderungen anzustoßen gelingt umso eher, wenn wir realisieren, dass Motivation nicht einfach bedeutet, »es nur zu wollen«, wie manchmal aus der Suchtselbsthilfe kolportiert wird. Nein, Motivation setzt sich zusammen aus zwei Komponenten:

- der subjektiv erlebten Wichtigkeit (»es zu wollen«) und
- der subjektiv entwickelten Zuversicht (»es zu können«).

Vielen Patienten, denen wir in der Psychiatrie begegnen, trauen wir zu, dass sie etwas in ihrem Leben nachhaltig verändern können. Sie beweisen es immer wieder in stabilen Phasen, wenn sie sich soziale Unterstützung organisieren und diszipliniert an einer Tagesstruktur festhalten, mit der sie gute Erfahrungen gemacht haben. Allerdings sehen wir bei ihnen auch starke Kräfte am Werk, die ihren Profit aus der Unberechenbarkeit, aus der Vermeidung, aus dem Rückzug ziehen, die letztlich für ein labiles Gleichgewicht sorgen. Die Wichtigkeit – die subjektive Bedeutsamkeit – einer dauerhaft stabilen Lebensweise ist letztlich instabil, warum auch immer. Aufgabe der Behandler ist es hier zunächst, die unterschiedlichen Kräfte und Werte im Feld bewusst zu machen, ohne schon auf eine Änderung zu drängen.

Anderen Patienten ist es durchaus nachhaltig wichtig, etwas in ihrem Leben zu verändern; allein, es fehlt ihnen die Kraft dazu, die gute Idee oder die soziale Unterstützung. Ihre Zuversicht, die gewünschte Veränderung auch einleiten zu können, ist gering. Aufgabe der Behandler ist es hier weniger, sie davon zu überzeugen, dass es einen gesundheitlich und sozial besseren Lebensentwurf gibt, sondern ihnen dabei zu helfen, den für sie individuell angemessenen ersten Schritt in diese Richtung zu finden.

Stephen Rollnick und Kollegen (2012, S. 87) thematisieren die unterschiedlichen Motivationslagen aktiver Raucherinnen und Rauchern und skizzieren zwei Typen, die sich, was die Ausprägung von Wichtigkeit und Zuversicht anbelangt, klar unterscheiden:

»Raucher A: ›Ich bin 55 Jahre alt, und man hat bei mir ein Emphysem diagnostiziert. Ich muss tatsächlich mit dem Rauchen aufhören, aber wie soll ich das schaffen? Ich habe es schon etliche Male versucht und bin jedes Mal gescheitert. Es wäre völlig sinnlos, es noch einmal zu versuchen.‹

Raucher B: ›Klar, ich weiß, dass Sie denken, Rauchen sei schlecht für mich, und auf lange Sicht stimmt das wahrscheinlich auch. Aber das Rauchen gehört für mich nun einmal fest zur Geselligkeit. Ich habe als Sportler früher an internationalen Wettbewerben teilgenommen, und ich kann Ihnen versichern, wenn ich mir einmal etwas in den Kopf setze, weiß ich auch, wie ich es erreiche. Aber im Moment steht das für mich einfach nicht an.‹«

Raucher A ist es sehr wichtig, mit dem Rauchen aufzuhören. Auf einer Skala von 1 (= ein bisschen wichtig) bis 10 (= sehr wichtig) würde er diesem Ziel wahrscheinlich eine 9 oder 10 geben. Seine Zuversicht rangiert auf derselben Skala allerdings eher bei 2. Raucher B hingegen ist es im Moment nicht wichtig, mit dem Rauchen aufzuhören (Wichtigkeitsskala bei 1 oder 2). Er hat allerdings in seinem Leben bewiesen, dass er diszipliniert und zielstrebig handeln kann, auch über lange Zeit hinweg. Seine Zuversicht für den Fall, dass er sich gegen das Rauchen entscheiden würde, läge somit eher bei 9 oder 10.

Was diese beiden Beispiele auch nahelegen, ist ein deutlich anderer Umgang mit beiden Rauchern. Raucher A brauchen wir nichts mehr über die Gefahren des Rauchens beizubringen. Die sind ihm bewusst. Hier liegt unser Auftrag eher in der Stärkung der Zuversicht. Diese wiederum brauchen wir beim Raucher B nicht zu thematisieren. Mit Raucher B versuchen wir eher, die Risiken des Rauchens zu thematisieren, zumindest bieten wir uns als Gesprächspartner an, falls er mal darüber sprechen will.

Wichtigkeit und Zuversicht sind zwei zentrale Aspekte der Motivation im MI-Konzept. In der Psychiatrie wird oftmals der Begriff der fehlenden oder mangelnden Krankheitseinsicht verwendet und mit mangelnder Motivation gleichgesetzt. Dies greift zu kurz. Viele Patientinnen und Patienten sind sich sehr wohl ihrer problematischen Lebensführung bewusst, haben aber keine Idee, wie ein weniger problematisches Leben aussehen könnte bzw. was sie selbst dazu beitragen könnten, dass sich etwas ändert. Professionelle Arbeit an der Motivation im Sinne des MI bedeutet hier, konsequent an der Stärkung der Zuversicht zu arbeiten.

Phasen der Veränderung

Ein Modell, das uns helfen kann, unsere Interventionen angemessen zu steuern, ist das sogenannte Transtheoretische Modell der Veränderung von James O. Prochaska und Carlo C. DiClemente (1983; siehe auch Prochaska u. a. 1997). In diesem Modell geht man davon aus, dass sich Menschen gegenüber einer potenziellen Änderung von Lebensgewohnheiten in unterschiedlichen »Bereitschaftsniveaus« (Arkowitz & Miller 2010) befinden:

Absichtslosigkeit: kein Interesse, in nächster Zeit etwas zu verändern, klare Entscheidung für den Status quo;

Absichtsbildung: Vor- und Nachteile stehen sich gegenüber, ambivalente Haltung, keine Entscheidung zur Veränderung;

Vorbereitung: Übergangsstadium, eine Entscheidung ist gefällt, es braucht noch einen guten Plan und Zuversicht;

Handlung: Entscheidung seit Kurzem umgesetzt, neue Fertigkeiten werden eingesetzt, noch kein stabiles System;

Aufrechterhaltung: Entscheidung schon länger umgesetzt, neue Fragen tauchen auf.

Typischerweise wird das Modell in Kreisform dargestellt.

ABBILDUNG 4

Das transtheoretische Modell der Veränderung (modifiziert nach KELLER u. a. 1999)

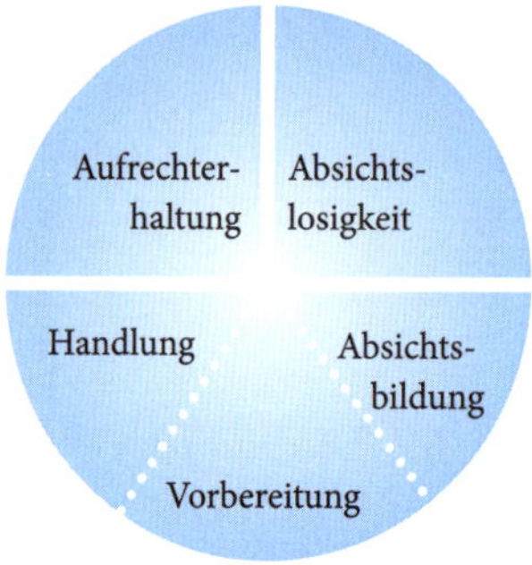

Innerhalb der einzelnen Stadien kennen wir frühe und späte Zustände, die Übergänge zwischen den einzelnen Stadien sind fließend.

BEISPIEL

Stellen wir uns eine Patientin vor, die uns durch die geplante Behandlungsaufnahme erstmals signalisiert, dass sie sich mit einer konsequenten und verbindlichen Behandlung auseinandersetzt, nachdem sie monate- oder gar jahrelang immer nur in Notfallsituationen gekommen und nach wenigen Tagen wieder gegangen war. Vom Modell her betrachtet, war sie über die lange Zeit im Hinblick auf eine konsequente Behandlung im Stadium der Absichtslosigkeit. Nun befindet sie sich im Übergang zur Absichtsbildung. Sie beginnt mit der Auseinandersetzung, hat sich aber noch längst nicht entschieden.

Die Zuordnung zu einem Stadium bemisst sich einzig und allein an der inneren Einstellung der Patienten, nicht (nur) an ihrem äußeren Verhalten. So können wir substanzabhängige Patienten, die während der Behandlung abstinent sind, nicht einfach dem Stadium der Handlung zuordnen, viele sind erfahrungsgemäß eher im Stadium der Absichtsbildung oder gar Absichtslosigkeit, was eine nachhaltige Veränderung ihrer Einstellung zum Konsum betrifft. Und nur so ergibt das Modell einen Sinn: Wir wollen damit die Innensicht des Patienten verstehen und begrifflich fassen, um dann unsere Interventionen angemessen zuzuschneiden.

Alle motivationalen Stadien verlangen von den Behandlern unterschiedliche Interventionen.

Es leuchtet unmittelbar ein, dass man mit einem drogenabhängigen Patienten, der der Aufnahme einer Langzeittherapie sehr ablehnend gegenübersteht, sich also hier noch im Stadium der Absichtslosigkeit befindet, nicht über die Vorzüge und Besonderheiten bestimmter Fachkliniken reden sollte, denn die sind erst in der Vorbereitungsphase zu diskutieren. Erst wenn derselbe Patient sich schließlich nach mehreren Aufenthalten auf der Drogenentzugsstation und einem sorgfältigen Abwägen der Vor- und Nachteile für eine Langzeittherapie entschieden und mit der Drogenberatungsstelle alle notwendigen Schritte eingeleitet hat, ist es angezeigt, die Therapie vorzudenken: Wo wird es glattlaufen? Wo werden Schwierigkeiten auftauchen? Wie kann denen begegnet werden? Oftmals sprechen wir hier im Konjunktiv: »Wenn Sie sich entscheiden würden ...«, »Wenn Sie die Therapie tatsächlich antreten würden ...«, »Wenn Sie die ersten Wochen überstanden hätten ...«, je nachdem, ob diesbezügliche Entscheidungen nachvollziehbar und stabil getroffen worden sind.

ABBILDUNG 5

Typische phasenspezifische Interventionen bei einem Patienten mit rezidivierenden manischen Phasen

Phase	Interventionen
Absichtslosigkeit	Rückmeldungen und Informationen anbieten, Kontakt halten
Absichtsbildung	Abwägen der Vor- und Nachteile der Manie, Imaginieren mittel- und langfristiger Entwicklungen
Vorbereitung	Frühwarnzeichen und Risiken identifizieren, konkrete Prophylaxe und alternative Verhaltensweisen entwickeln
Handlung	Kontakt halten, bestätigen, eventuell neu aufkommenden Unterstützungsbedarf thematisieren
Aufrechterhaltung	Lebensqualität kontinuierlich überprüfen, Unterstützung anbieten

Im Handlungs- und Aufrechterhaltungsstadium ist vieles in Bewegung, in der Patientin selbst, aber auch in ihrem Umfeld. Wenn Patientinnen mit sich und anderen anders umgehen, entstehen neue Herausforderungen, denen wir – so wir denn noch im Kontakt mit ihnen sind – sorgsam begegnen sollten. So beklagt manch ein als bipolar oder schizoaffektiv eingestufter Patient mit wiederkehrenden manischen Phasen, dass es ihm nach Einnahme etwa eines Phasenprophylaktikums mit erfolgreicher Stabilisierung an Aufregung und »Kick« im Leben mangele. Auch die sexuelle Aktivität läge brach. Dann sind Ideen zu entwickeln, wie etwas mehr »Kick« ins Leben kommen kann, vielleicht über ein ehemals betriebenes, mit den Jahren vergessenes Hobby. Auch die Medikation sollte überprüft werden, da sie andernfalls früher oder später vom Patienten in Eigenregie abgesetzt werden wird.

Im Suchtbereich kennen wir viele Partnerschaften, die nach erfolgreicher Behandlung des abhängigen Partners vor ganz neuen Herausforderungen stehen. Über Jahre hat der Konsum das Miteinander, die guten und schlechten Zeiten, die Rollenverteilungen und Dynamiken des Paars geprägt, mit Eintreten der Abstinenz des behandelten Partners tun sich plötzlich Lücken und Fragen auf. Hier braucht das Paar oft Unterstützung, um die Verhaltensänderung des einen Partners aufrechtzuerhalten und ein neues Miteinander zu entwickeln.

Das transtheoretische Modell erhebt nicht den Anspruch, die komplexe Vielfalt des motivationalen Geschehens zu erklären. Alle Motivationsmodelle sind vereinfachend. Es kann uns aber helfen, unsere Interventionsstrategien individuell zuzuschneiden, dabei unsere Energien rational einzusetzen und uns selbst und die Patienten nicht zu überfordern.

Vier Prozesse – fünf Kernkompetenzen

Das Herzstück der Motivierenden Gesprächsführung bildet die oben beschriebene empathische und ergebnisoffene Grundhaltung. Eine Anwendung der im Folgenden beschriebenen Fertigkeiten ist ohne eine Beachtung der Grundhaltung, des MI-Spirits nicht denkbar. Um aber die Komplexität therapeutischer oder beratender Kontakte umfassend abzubilden, brauchen wir differenzierte Beschreibungen der einzelnen Phasen und der wesentlichen Interventionsstrategien.

Vom Beziehungsaufbau zur Veränderungsplanung

In der Motivierenden Gesprächsführung wird von vier zentralen Prozessen gesprochen, in denen die spezifischen Kernkompetenzen jeweils anders gewichtet werden. Die vier Prozesse sind »Beziehungsaufbau«, »Fokussierung«, »Evokation« und »Planung«.

Beziehungsaufbau

Im Prozess des Beziehungsaufbaus entwickeln psychiatrisch Tätiger und Patient ein Arbeitsbündnis. Sie entscheiden beide zunächst einmal nur, miteinander zu arbeiten, ohne sich schon auf ein Thema festzulegen. Der Beziehungsaufbau muss kein lang andauernder Prozess sein, sondern kann unter Umständen sehr schnell vonstattengehen. Der Empfang, die Begrüßung, die ersten Worte entscheiden manchmal darüber, ob man »sich riechen« kann oder nicht.

Der Beziehungsaufbau ist allerdings kein einmaliger Vorgang, sondern muss stetig gepflegt werden wie ein schöner Garten: Die erste Anlage ist grundlegend, die weitere Pflege hält ihn fruchtbar. Für den Beziehungsaufbau ist es notwendig, der Patientin immer wieder zu vermitteln, dass man darum bemüht ist, ihre subjektive Seite zu verstehen. Empathie ist hier gefragt. Der Aufbau einer tragfähigen und belastbaren Arbeitsbeziehung ist die Basis für alle weiteren Prozesse. >Empathie, Seiten 33 f.

Fokussierung

Im Prozess der Fokussierung einigen sich Helfende und Patientin auf ein Thema, an dem sie arbeiten wollen. Viele Patientinnen kommen mit einer Fülle von Problemen, mit mehreren »offenen Baustellen«. Hier ist es von enormer Wichtigkeit, gemeinsam einen Fokus zu finden, weil nicht alle Probleme gleichzeitig bearbeitet werden können. Weiter unten ist ein Fall beschrieben, in dem genau das passiert (»Das Chaos lichten«): Die Sozialarbeiterin verwendet zunächst viel Zeit darauf, gemeinsam mit der Patientin eine Prioritätenliste zu bearbeitender sozialer Probleme zu erstellen, die nacheinander bearbeitet werden sollen. Die Fokussierung dient nicht nur der Patientin, sich zu konzentrieren und Wesentliches von Unwesentlichem zu trennen, sondern sie hilft auch uns Professionellen, unsere Arbeit zu strukturieren, damit wir uns nicht verzetteln. >Fokussierung, Seite 76

Fokussierung beinhaltet oftmals auch eine erste Beschreibung möglicher Veränderungen im Leben der Patientin. Diese ersten Ziele sollten aber nicht zu rigide formuliert sein, da sich in den beiden folgenden Prozessen Änderungen ergeben können, die ein ganz anderes Bild entstehen lassen. >Zielerarbeitung, Seiten 100 f., 110 f.

Evokation

Im Prozess der Evokation (Gewahrwerden) begeben wir uns auf die Suche nach der jedem Patienten innewohnenden Selbstmotivation zur Veränderung. Gleich einer Hebamme helfen wir, dass ans Tageslicht kommt, was ohnehin schon angelegt ist. Viele Patienten, die uns vordergründig mit ihrem Zustand zufrieden zu sein erscheinen und sich mit manchen Einschränkungen eingerichtet haben, etwa langjährig chronisch schizophren Erkrankte, tragen in sich Wünsche und Sehnsüchte nach Veränderungen in ihrem Leben, die allerdings durch mangelnde Zuversicht, durch mangelnde Unterstützung und mangelnde Mittel ein Schattendasein führen. Diese Veränderungswünsche gilt es zu entdecken und »zu nähren« (Miller & Rollnick 2015). Wir können keine Veränderungen im Leben dieser Patienten herbeiführen, aber wir können ihnen helfen, ihre Selbstmotivation zu stärken.

Im Prozess der Evokation stoßen Patienten in ihrer Selbstwahrnehmung manchmal auf Widersprüche oder Diskrepanzen. Sie stellen etwa fest, dass ein Unterschied besteht zwischen der gegenwärtigen Situation und dem, was sie früher einmal für sich gehofft hatten oder sich auch heute noch für die Zukunft wünschen. Sie genießen es, Zuwendung zu erhalten, und leiden gleichzeitig unter dem Gefühl, auf Hilfe angewiesen zu sein. Sie wollen eine Behandlung regulär beenden und tun gleichzeitig alles dafür, dass sie von anderen vorzeitig beendet wird.

Wenn Menschen Hilfe suchen, haben sie in aller Regel eine Diskrepanz wahrgenommen. Diskrepanzen können in allen Lebensbereichen sichtbar werden: Gesundheit, Familie und Partnerschaft, Freunde, Arbeitsplatz, Selbstachtung, persönliche Ziele etc. Aufgabe der Experten ist es, diese Diskrepanz, die der Patient in sich trägt, bewusst zu machen und wenn nötig (und möglich) zu verstärken. Diagnostische Befunde zum Beispiel eignen sich hervorragend, Informationen zu vermitteln, welche die Wahrnehmung von Diskrepanzen fördern können. Wenn dies gelingt, ohne die Abwehrstrategien der Patienten übermäßig zu aktivieren (indem nämlich mit Distanz und Respekt sachlich informiert wird), dann bestehen gute Chancen, dass die Patienten die Gründe für eine Veränderung selbst finden.

BEISPIEL

So könnte ein Gespräch mit einer Patientin, die immer wieder in eine akute Psychose gerät, unter diesem Gesichtspunkt folgendermaßen eingeleitet werden: »Frau Schneider, auf der einen Seite haben Sie mir gesagt, dass Sie sehr an Ihrer Wohnung hängen und sie ungern verlieren würden. Auf der anderen Seite nehmen Sie keine Medikamente und riskieren in psychotischen Phasen immer wieder, dass Sie Ihre Nachbarn und Ihren Vermieter gegen sich aufbringen und so über kurz oder lang Ihre Wohnung verlieren. Wie kriegen Sie das unter einen Hut?«

Entscheidend ist hier, nicht selbst die Rolle der Nachbarn oder des Vermieters einzunehmen, sich auf deren Seite zu stellen und aus deren Sicht zu argumentieren (nach dem Motto »Die werden schon recht haben, so wie ich die Patientin kenne!«). Damit erzeugen wir Unmut aufseiten der Patientin. Stattdessen sollten wir aus Sicht eines Dritten die Reibungspunkte fokussieren und nach der subjektiven guten Idee fragen. Sollte es diese nicht geben, so verstärkt dieses Vorgehen eine innere Spannung aufseiten der Patientin und führt möglicherweise zu mehr Veränderungsdruck. Sollte es diese aber geben, etwa indem sie glaubhaft versichert, dass sie sich auch mit ständigen Wohnungswechseln arrangieren könnte, so haben wir ihre Sicht der Dinge etwas besser verstanden.

Es gilt, Beweisführungen zu vermeiden. Debatten und Streite zwischen Behandlern und Patienten um das »objektiv richtige« Verhalten sind im Hinblick auf die Förderung von Veränderungsmotivation uneffektiv: Die Wahrscheinlichkeit, dass jemand nicht in eine bestimmte Richtung geht, steigt, je mehr man von außen versucht, ihn dahin zu bringen.

Beweisführungen entwickeln sich häufig, wenn Behandler glauben nachweisen zu können, dass ein Problem bzw. ein bestimmtes

Ausmaß eines Problems einwandfrei vorliege, Patienten die Dinge allerdings anders sehen. Für viele Menschen bedeutet es eine schmerzhafte Selbsteinsicht und soziale Stigmatisierung, psychisch krank zu sein. Hier ist es Aufgabe der Behandler, Empathie und Geduld aufzubringen und kleine Schritte auf dem Weg zur »Einsicht« zu respektieren. Eberhard WILKE (1994, S. 3) schreibt: »Zu frühe diagnostische Einordnungen und therapeutische Maßnahmen verhindern, dass der Kranke sich verstanden fühlt.«

Beweisführungen entwickeln sich auch gerne, wenn Behandler überzeugt sind, den optimalen und einzigen Lösungsweg gefunden zu haben: »Ich denke nicht, dass Sie in Zukunft ohne Unterstützung auskommen werden. Wir sollten ambulante Eingliederungshilfe beantragen!« Dies muss geradezu aufseiten des Patienten Protest hervorrufen. Er argumentiert dagegen, kämpft nun gegen den Behandler und für seine Autonomie. Dies kann nicht als motivationsförderlich angesehen werden, da beide nicht mehr um die Sache ringen, sondern um die Macht in der Beziehung. > Macht in Beziehungen, Seiten 108, 146

Aufkommender Protest beim Patienten sollte den Behandlern immer ein Zeichen dafür sein, den bisherigen Gesprächsverlauf, konkrete Beratungsstrategien und (offene oder verdeckte) Beratungsziele zu überprüfen. Hier handelt es sich um ein Interaktionsphänomen, nicht um ein Problem des Patienten. In aller Regel haben wir als Professionelle zuvor die Patientin in ihrem Sosein nicht gewürdigt. Widerspruch verlangt von den Behandelnden eine Überprüfung ihrer Strategien. Die Kraft des Widerspruchs kann positiv genutzt werden, in ihm steckt etwas sehr Persönliches, etwas Eigenes. Behandler sollten deshalb Inhalt und Kraft des Widerspruchsthemas aktiv steuernd aufnehmen und darüber mit den Patienten im Kontakt bleiben.

Protest und Widerspruch sind Probleme des Behandlers – nicht des Patienten. Dem Patienten dienen Protest und Widerspruch in aller Regel als Schutz, oftmals als Schutz vor respektloser Behandlung.

»Widerstand ist kein Grund zur Sorge. Er wird erst dann zu einem Problem, wenn er über mehrere Therapiesitzungen als stabiles Reaktionsmuster des Patienten bestehen bleibt oder gar eskaliert. Darauf aber haben Sie als Berater oder Therapeut einen entscheidenden Einfluss. Wie Sie auf den Widerstand reagieren, das unterscheidet Motivierende Gesprächsführung von anderen Konzepten«, schreiben William R. MILLER und Stephen ROLLNICK (1999, S. 114).

Häufig interpretieren psychiatrisch Tätige als Widerstand, was eigentlich nur eine andere Meinung ist. Wo die Meinung des Patienten als unrealistisch und vor allem subjektiv gilt, die eigene hingegen als wissenschaftlich und objektiv, ist der Weg zu einer Abqualifizierung der Meinung des Patienten als Widerstand nicht weit. Motivierende Gesprächsführung verlangt hier ein Umdenken der Behandelnden: Es geht nur mit dem »Widerstand«, niemals gegen ihn! Wenn 80 Prozent der schizophrenen Patienten die ihnen verordneten Medikamente gar nicht oder nach eigenem Schema einnehmen, muss man sich fragen, ob das nicht auch an den Behandelnden liegt, ob sie die feinen Signale des Anderssehens einfach nicht wahrgenommen bzw. nicht ernst genommen haben: das Zögern, das Fragen, die »Ja, aber«-Antworten, das »Eigentlich«, das Ausweichen, das Unkonzentrierte, Unaufmerksame, Dissoziative, auf einen Abschluss des Gesprächs Drängende etc. Wir müssen uns dem Unpopulären, dem Ungesunden, dem Unvernünftigen stellen und – insbesondere in der Akutpsychiatrie – die enorme Kraft dieser Seite der Ambivalenz akzeptieren.

SUSTAIN TALK Da der Begriff »Widerstand« oft negativ konnotiert ist, wurde in der neueren deutschsprachigen Literatur zum MI für diesen Aspekt des Widerstands in Ermangelung eines passenden deutschen Begriffs der englische Begriff »Sustain Talk« beibehalten, was etwa so viel heißt wie »Status-quo-Rede«. »Denn Sustain Talk ist für sich genommen weder pathologisch noch widerständig. Er ist einfach eine Seite der Ambivalenz […]. Es ist ein natürlicher Prozess, dass die Person auf Argumente pro Veränderung, die von ihr selbst oder von anderen kommen, mit Sustain Talk reagiert. Mit dem Begriff Widerstand würden wir hier also etwas pathologisieren, das ein vollkommen normaler Bestandteil des Veränderungsprozesses ist« (Miller & Rollnick 2015, S. 232).

CHANGE TALK Wenn wir mit Patientinnen und Patienten über Änderungen einiger ihrer Lebensgewohnheiten sprechen, so erleben wir häufig einen Wechsel von Argumenten für ein Beibehalten des Status quo (»Sustain Talk«) und Argumenten für eine Änderung (»Change Talk«). Sustain Talk und Change Talk sind so gesehen zwei Gesichter einer Medaille. Für Helfende heißt das, mit Fingerspitzengefühl perspektivisch die Status-quo-Argumente zu minimieren und die Änderungsargumente auszubauen. Das Verhältnis beider ist in Richtung einer Änderung zu verschieben, ohne dass gewichtige Barrieren und Hindernisse im Feld ausgespart werden. Es gilt, die Momente zu erkennen, in denen die innere Waage sich zur Änderungsseite neigt, und hier verstärkend zu wirken. Gleichzeitig müssen wir uns aber immer bewusst sein, dass Änderungsprozesse gerade am Anfang labil und von ambivalenten Gedanken durchzogen sind. Wir müssen trotz einer Stärkung des Change Talk immer wachsam bleiben für aufkommenden Sustain Talk.

DISSONANZ Sustain Talk ist inhaltlich motiviert, wenn etwa die Nachteile einer Verhaltensänderung bewusst werden. Wo Gegenargumente aber eher durch die therapeutische Beziehung provoziert sind, wenn sich Patienten zum Beispiel vom Therapeuten nicht ernst genommen, zu sehr in eine Richtung gedrängt oder von oben herab behandelt fühlen, dann sollte dies »Dissonanz« genannt werden, Dissonanz im Sinne des Widerstands gegen eine Einschränkung der Autonomie. Der Widerstand richtet sich in diesem Moment weniger gegen die Sache – die wird unter Umständen sogar ähnlich bewertet –, sondern vor allem gegen den Therapeuten: »Ich will, dass du meine Eigenverantwortung und Autonomie respektierst!«

Sustain Talk und Dissonanz aufgrund von nicht oder nicht genügend gewürdigter Ambivalenz und Autonomie sind in der psychiatrischen Behandlung ein Dauerthema. Häufig kommen Sustain Talk und Dissonanz auf, wenn Behandelnde im guten Glauben, dass nun die Zeit für eine Veränderung reif sei, den Patienten zu früh zu einer Lösung drängen: »Ich denke, Sie sollten sich jetzt für eine ambulante Psychotherapie entscheiden. Ich werde mal einen Termin bei einem Psychotherapeuten machen, der gut zu Ihnen passt.« An dieser Stelle beginnt der Patient oft, Gründe und Indizien zu präsentieren, warum seine Angststörung oder seine Depression vielleicht doch nicht so gravierend ist, warum er gerade jetzt für so etwas keine Zeit hat oder warum eine Psychotherapie gerade bei ihm nicht hilft, Medikamente besser wären etc. Dies nicht von vornherein als mangelndes Veränderungsinteresse, sondern als Hinweis auf unberücksichtigte ambivalente Einstellungen aufzufassen, ermöglicht es Behandelnden, gemeinsam mit den Patienten nach besseren Lösungen zu suchen. Vielleicht ist der vorgeschlagene Veränderungsschritt richtig, aber zu früh angesetzt.

In der Motivierenden Gesprächsführung ist es nicht die Aufgabe der Behandelnden, Lösungen zu finden und zu verschreiben, sondern den Patienten dazu zu verhelfen, ihre eigenen Lösungen und ihre eigenen Antworten zu finden.

Behandler sollten sich bemühen, den Patienten nicht ihre Sichtweisen aufzudrängen und ihnen ihre eigenen Ziele zu verordnen. Stattdessen sollten sie den Patienten in Anerkennung ihrer Eigenverantwortung sachliche Informationen und neue Perspektiven anbieten.

Planung

Im Prozess der Planung kommen wir einer konkreten Verhaltensänderung näher. Die innere Waage aus Vorteilen und Nachteilen des Status quo beginnt sich zu bewegen. Die Vorteile einer Änderung treten ins Licht. Hier sprechen wir anfangs oft im Konjunktiv: »Wenn Sie sich für eine Veränderung entscheiden würden, wie würde die aussehen? Was wäre der erste Schritt?« Das dient dazu, alle Optionen auszuloten, gleichzeitig aber auch sorgsam mit der nach wie vor existenten Ambivalenz des Patienten umzugehen.

Im Planungsprozess sollten wir alle wichtigen Aspekte eines Veränderungsgeschehens beleuchten, auch die sogenannten schlafenden Hunde, wenn sie nicht ohnehin schon längst geweckt worden sind. Wir sollten Barrieren beschreiben, aber auch mögliche Unterstützung durch Familie oder Freunde.

Im Behandlungsverlauf können sich erste Veränderungsideen wandeln, weil die nun klarer konturierte Lebensrealität dies erfordert. Manchmal werden die Ziele auch kleiner, aber realistischer. Manchmal werden erste Ziele sogar vollständig verworfen, und der Patient tritt noch mal mehrere Schritte zurück. Planung bedeutet stetige Anpassung. Aber nur so wird die Veränderung auf soliden Füßen stehen.

Die vier Prozesse der Motivierenden Gesprächsführung bauen aufeinander auf. Sie sind aber nicht zwingend als zeitlich aufeinanderfolgende Phasen eines Arbeitsbündnisses zu verstehen, sondern als unterschiedliche inhaltliche Gewichtungen, die flexibel ineinandergreifen. So ist es in der psychiatrischen Behandlung nicht unüblich, dass wir nach einer ersten Beziehungsfindung fokussieren, evozieren und planen, dann aber merken, dass wir noch mal neu fokussieren müssen, da wir Wichtiges übersehen haben oder die Lebensrealität sich verändert hat.

Kernkompetenzen der Motivierenden Gesprächsführung

Die im Folgenden beschriebenen Kernkompetenzen sind das Handwerkszeug des MI-Praktikers. Sie bauen auf der oben beschriebenen Grundhaltung auf und werden je nach Prozess in unterschiedlichem Ausmaß eingesetzt. Die Motivierende Gesprächsführung enthält fünf Kernkompetenzen.

Offene Fragen stellen

Insbesondere zu Beginn einer Behandlung und wenn neue Aspekte auftreten, ist es wichtig, eine Atmosphäre von Akzeptanz und Vertrauen herzustellen, die es den Patienten ermöglicht, sich gegenüber dem Behandler zu öffnen. In diesen Phasen sollten die Patienten die meiste Zeit reden, während der Behandler sorgfältig zuhören und dabei eine ermutigende Haltung einnehmen sollte. Er sollte möglichst früh Fragen stellen, die den Patienten anregen, sich ausführlich zu äußern:

- »Sie hatten sich einverstanden erklärt, mit mir einmal über Ihren Alltag zu sprechen. Erzählen Sie doch mal. Wie sieht denn ein normaler Tag bei Ihnen aus?«
- »Sie haben gesagt, dass Sie nicht zufrieden sind mit Ihrem Lebensstil. An welcher Stelle stört er Sie denn?«
- »Sie sind von Ihrem Mann in unsere Klinik gebracht worden. Was war aus Ihrer Sicht der Anlass dafür?«

Offene Fragen sind nicht nur in der Anfangsphase einer Behandlung, sondern immer dann angezeigt, wenn ein bislang nicht angesprochener Themenkomplex in den Mittelpunkt rückt (etwa ein Wechsel vom Thema Partnerschaft hin zum Thema Arbeit oder Freizeit) oder wenn plötzlich ein brisantes, ein Tabuthema eröffnet wird. Sie ermöglichen den Patienten, die Richtung und das Tempo der Gespräche zu bestimmen; sie geben dem Behandler eine Fülle von (manchmal ungeordneten) wichtigen Informationen, die in späteren Gesprächssequenzen aufgegriffen werden können; sie tragen dazu bei, dass Patienten sich ernst genommen fühlen mit ihrer Sicht der Dinge, und stärken so das Arbeitsbündnis zwischen Therapeut und Patienten.

ABBILDUNG 6

Beispiele für offene und geschlossene Fragen

Beispiele für offene Fragen	Beispiele für geschlossene Fragen
»Wie geht es Ihnen?«	»Geht es Ihnen gut heute?«
»Wie stehen Sie zu Medikamenten?«	»Wollen Sie die Medikamente in Zukunft einnehmen?«
»Was haben Sie in Zukunft vor?«	»Wollen Sie regelmäßig in die Tagesstätte gehen?«
»Was sind Ihre Ideen, wie Sie länger stabil bleiben?«	»Wollen Sie nicht ambulante Eingliederungshilfe beantragen?«
»Wie denken Sie im Moment darüber, mehr rauszugehen und mehr Kontakte zu haben?«	»Gehen Sie denn jetzt in die Altentagesstätte?«

Geschlossene Fragen, auf die der Patient im Wesentlichen nur mit »ja« oder »nein« antworten kann, sind zwar gut geeignet, um in aller Kürze viele Informationen einzuholen, sollten aber in der Anfangsphase möglichst vermieden werden. Sie fördern die Asymmetrie der Helferbeziehung und drängen den Patienten zu sehr in eine passiv-regressive Rolle. Diese aber ist im Hinblick auf die Zielsetzung der therapeutischen Gespräche, nämlich die Übernahme von möglichst viel Eigenverantwortung, kontraproduktiv. Bei vielen Patienten genügt ein kurzer Anstoß, um sie zum Sprechen zu bringen, andere sind zurückhaltender und benötigen mehr Ermutigung.

Hat man mit Patienten zu tun, die nur wenig Bereitschaft zeigen, die problematischen Seiten ihrer Lebensführung zu thematisieren, muss man sehr behutsam und kleinschrittig vorgehen. Es kann sinnvoll sein, beide Seiten der Ambivalenz aktiv anzusprechen oder eine Reihe »neutraler« Fragen zu stellen, die miteinander in Beziehung stehen. Dazu zwei Beispiele:

- »Erzählen Sie mal von Ihrem Alltag. Was gefällt Ihnen daran? Und was macht Ihnen Sorgen?«
- »Wenn Sie einmal Ihren Lebensstil über die Jahre hinweg anschauen, können Sie daran irgendeine Veränderung feststellen? Gibt es etwas, das Sie oder andere Menschen beunruhigen könnte?«

Offene Fragen erweitern das Spektrum der potenziellen Gesprächsinhalte, geschlossene Fragen schränken es ein. Offene Fragen sind tendenziell wertfrei, während geschlossene Fragen eher den konzeptionellen Hintergrund des Behandlers widerspiegeln. Im Hinblick auf die Komplexität des Lebens sind offene Fragen deshalb eher geeignet, eine größere Vielfalt, mehr Individualität und ein breiteres Spektrum des Erlebens abzubilden.

Vielen Professionellen fällt es leichter, negative Entwicklungen, defizitäre Symptome und Schwächen ihrer Patienten zu erkennen, als positive (Teil-)Verläufe, »gesunde« Anteile und Stärken. Dies hängt zum einen mit der Rollenverteilung innerhalb der helfenden Beziehung zusammen: Es gibt einen Helfer und einen, der Hilfe benötigt. Zum anderen zeigt sich darin aber auch eine symptomorientierte Grundhaltung und verkürzte Sichtweise gegenüber dem Patienten: Der Patient wird nicht als Mensch, sondern als Träger eines Symptoms betrachtet (»Die Borderlinerin in Zimmer 14«). Mag eine solche Haltung bei der Operation eines Kreuzbandrisses gerade noch ausreichend sein, so stößt sie bei der Behandlung und Problematisierung von psychischen Störungen sehr schnell an ihre Grenzen. Hier wird nämlich umgehend deutlich, dass eine Besserung oder Heilung der Krankheit nur mit den Kompetenzen des Patienten zu erreichen ist. Bei Boris LUBAN-PLOZZA und Kollegen (1998) finden wir dazu die folgende Aussage eines Arztes: »Ich kann Ihnen nicht helfen. Sie können sich nur selbst helfen. Aber lassen Sie uns gemeinsam besprechen, wie ich Ihnen dabei helfen kann.« > Therapeutisches Fragen, Seiten 97, 102, 106, 113

Bestätigen

Bestätigungen zu geben bedeutet, den Patienten zu loben und ihm Anerkennung und Verständnis entgegenzubringen. Dies kann sich auf aktuelle Ereignisse im Leben des Patienten beziehen, aber auch auf vergangene. Viele Patienten, die heute psychische Probleme haben, hatten in der Vergangenheit schwierige Lebenssituationen zu bewältigen. Dies zu erkennen und anzuerkennen kann den Glauben des Patienten an seine Fähigkeit, die kommenden Aufgaben zu meistern, enorm steigern.

BEISPIELE

für bestätigende Äußerungen sind:

- »Ich finde es anerkennenswert, dass Sie sich diesmal so schnell in Behandlung begeben haben.«
- »Es muss sehr schwer für Sie gewesen sein, den Weg hierher zu finden.«
- »Sie haben eine Menge Fähigkeiten, dass Sie es so lange geschafft haben, ohne Hilfe auszukommen.«
- »Sie haben im Moment eine ganze Reihe offener Baustellen. Dass Sie sich manchmal nach Entspannung, nach Entlastung sehnen, kann ich gut verstehen.«

Reflektierendes Zuhören

»Die Fähigkeit zum reflektierenden Zuhören ist für MI von fundamentaler Bedeutung« (Miller & Rollnick 2015, S. 69). Reflektierend zuzuhören bedeutet, die zentralen Botschaften des Gesprächspartners widerzuspiegeln. Dabei geht es nicht darum, das Gesagte noch einmal zu wiederholen, sondern es im Hinblick auf die Zielsetzung des Gesprächs zu filtern und ausgewählte Aspekte in den Fokus zu rücken.

Reflexionen vermitteln dem Patienten Verständnis und stärken das Arbeitsbündnis. Reflektierendes Zuhören ist kein passiver Vorgang, ganz im Gegenteil: Die Therapeutin wählt aus der Fülle der angebotenen Informationen das aus, was ihr im Hinblick auf die Behandlungsbeziehung oder die Veränderungsmotivation als bedeutsam erscheint, und kleidet es in neue Worte. Reflexionen sind somit aktive Elemente, um Tempo und Richtung des Gesprächsverlaufs zu beeinflussen.

Dies klingt einfacher, als es in der Realität ist. Ein Gespräch zwischen zwei Menschen gestaltet sich für gewöhnlich sehr komplex. Es setzt sich aus mindestens drei Aspekten zusammen:

- verbal vermittelte Inhalte,
- nonverbal vermittelte Inhalte,
- Beziehungserfahrungen, Vorinformationen, Erwartungen.

Alle drei Aspekte wiederum lassen sich weiter aufschlüsseln. So kann ein und dieselbe verbale Mitteilung viele verschiedene Bedeutungen haben: »Ich bin für gewöhnlich gut organisiert« könnte bedeuten, dass der Sprecher seinen Schreibtisch gut aufräumt, dass er pünktlich zur Arbeit geht, dass er alle nötigen Unterlagen immer dabei hat, dass er in geordneten Verhältnissen lebt. Mit ein und derselben verbalen Mitteilung können verschiedene Botschaften verbunden sein.

Friedemann Schulz von Thun (1981) unterscheidet den Sach-, Selbstoffenbarungs-, Appell- und Beziehungscharakter einer verbalen Mitteilung. Nehmen wir als Beispiel einen Patienten mit einer bipolaren, jetzt möglicherweise manisch ausgelenkten Störung, der sagt: »Meine Frau meint, dass ich wieder abdrehe!« Diese Äußerung beinhaltet eine Sachinformation (»Meine Frau war an der Aufnahme beteiligt.«), hat vielleicht Selbstoffenbarungscharakter (»Ich sehe das eigentlich anders.«), sagt etwas über die Beziehung aus (»Sie hat sich durchgesetzt.«) und enthält eventuell auch einen Appell (»Sagen Sie ihr, dass sie sich irrt, damit ich meine Ruhe habe!«).

Nonverbale Mitteilungen (Mimik, Gestik, Tonfall, Haltung, Nähe-Distanz) begleiten oder ersetzen verbale Mitteilungen. Häufig unterstreichen sie das Gesagte und bestätigen es, manchmal aber geben sie uns zusätzliche Informationen über die »wahre« Ausprägung eines Gefühls oder teilen uns etwas anderes mit als das, was gesagt wurde, etwa wenn jemand mit einem traurigen Gesichtsausdruck und einer »belegten« Stimme bekräftigt, dass in seinem Leben im Moment alles in Ordnung sei.

Die konkreten Beziehungserfahrungen, Vorinformationen und Erwartungen stellen für uns eine Art Hintergrundfolie dar, auf der wir das Mitgeteilte einzuordnen und zu bewerten versuchen. Passt diese Mitteilung in das Bild, das ich bislang vom Patienten hatte? Ist das die Antwort, die ich erwartet hatte? Wenn nicht, merken wir auf und haken vielleicht noch einmal nach. William R. Miller und Stephen Rollnick (2004, S. 105) erläutern diesen Entscheidungsprozess: »Um reflektierend zuzuhören, müssen Sie zuerst lernen, entsprechend zu denken. Das bedeutet vor allem, sich klarzumachen, dass die Bedeutung, die Sie einer Patientenäußerung geben, nicht unbedingt mit der des Patienten übereinstimmt. [...] Reflektierendes Zuhören heißt dann, Ihr Verständnis der Mitteilung zu überprüfen, anstatt es von vornherein für das einzig Richtige zu halten. Sie legen dem Patienten gewissermaßen Ihr Verständnis seiner Aussagen zur Prüfung vor.«

Es lassen sich verschiedene Formen unterscheiden, in denen mehr oder weniger reflektierendes Zuhören gestaltet wird. Sie unterscheiden sich vor allem im Hinblick auf die Nähe, die damit zum Patienten erzeugt wird. Bleiben wir bei dem obigen Patienten, so hat der Behandler verschiedene Möglichkeiten, auf die Äußerung des Patienten einzugehen:

Offene Frage: »Wie fühlten Sie sich dabei, als Ihre Frau sagte, dass Sie hierherkommen sollen?« (Wahrt Distanz)

Hypothetische Frage: »Hat Sie das sehr geärgert?« (Schafft relative Nähe)

Reflexion: »Das hat Sie sehr geärgert!« (Schafft Nähe)

Alle drei Formen sind im Rahmen Motivierender Gesprächsführung grundsätzlich nützlich. Welche der drei einzusetzen ist, muss spontan entschieden werden. Die Entscheidung hängt ab von der Stabilität der Beziehung, der Dynamik des bisherigen Gesprächsverlaufs und der »Bedrohlichkeit« des jeweiligen Themas.

Reflektierendes Zuhören kann in verschiedenen Ausprägungen geschehen:

Einfache Reflexion: Wiederholen von Teilen des Gesagten;

Paraphrasieren: Reflektieren in anderen Worten;

Verstärkende Reflexion: Übertreiben, Zuspitzen;

Doppelseitige Reflexion: Beide Seiten der Ambivalenz aufgreifen;

Komplexe Reflexion: Inhaltlich vor allem die emotionale Bedeutung reflektieren.

Nehmen wir eine komplexe Äußerung einer Patientin mit einer depressiven Symptomatik, um die verschiedenen Ebenen zu verdeutlichen: »Ich kann meine freie Zeit nicht mehr genießen. Ich schließe mich in meinem Zimmer ein und will niemanden sehen. Ich bin schon lange nicht mehr glücklich gewesen.«

BEISPIELE

für eine einfache Reflexion, das Wiederholen von Teilen des Gesagten:

- »Sie schließen sich ein.«
- »Sie wollen niemanden sehen.«
- »Sie waren schon lange nicht mehr glücklich.«

Diese einfachen Interventionen dienen dazu, der Patientin mitzuteilen, dass man da ist, ihr zuhört, sich ganz ihrem Denken widmet. Idealerweise regt das die Patientin an, weitere Aspekte des Geschehens zu präsentieren, ohne dass sie sich gedrängt fühlt.

BEISPIELE

für eine Paraphrasierung wären:

- »Sie möchten sich der Welt nicht zumuten.«
- »Sie wollen eigentlich gar nicht so sein.«
- »Sie würden gerne mal wieder glücklich sein.«

Hier versucht die Therapeutin, einen bestimmen Aspekt zu vertiefen, geht also über das bloße Anwesenheitssignal hinaus und versucht, inhaltlich weiterzukommen und formuliert eine Hypothese. Auch hier bleibt sie nah an dem von der Patientin präsentierten Stoff, variiert aber ein wenig, versucht zu fokussieren und der Auseinandersetzung ein wenig »Drive« zu verleihen.

BEISPIELE

für verstärkende Reflexionen könnten hier lauten:

- »Es gibt keinen einzigen Moment, in dem Sie jemand anderen sehen wollen.«
- »Sie sind seit Monaten ständig nur noch unglücklich.«
- Eine doppelseitige Reflexion könnte lauten:
- »Sie erinnern sich noch gut an die Zeiten, da Sie Ihre Freizeit noch genießen konnten, aber seit einiger Zeit gelingt Ihnen das nicht mehr.«

BEISPIELE

für eine komplexe Reflexion der emotionalen Bedeutung:

- »Das macht Sie traurig.«
- »Das macht Sie auch ein wenig wütend.«
- »Rausgehen macht Ihnen Angst.«

Für eine komplexe Reflektion ist entscheidend, welche Emotionen in der Äußerung der Patientin mitschwangen. Das können mehrere gewesen sein. Die Therapeutin hat hier zu entscheiden, welche emotionale Vertiefung zum aktuellen Zeitpunkt konstruktiv und hilfreich ist. In jedem Falle aber kann eine Reflexion der emotionalen Bedeutung sehr schnell eine starke Bindung zwischen Patientin und Therapeutin schaffen.

Dies gilt im Prinzip für alle Formen der Reflexion, allerdings nur dann, wenn sie ohne wertenden Unterton und mit interessierter Zuwendung vorgetragen werden. Sie sind beschreibend, so als würde man einmal durch das »Haus« der Patientin gehen und unbefangen dokumentieren, was man dort wahrnimmt.

Reflektierendes Zuhören signalisiert nicht Einverständnis, sondern Bemühen um Verständnis. Wenn Patienten dies wahrnehmen, fördert das ihre Bereitschaft, sich auf Klärungs- und eventuell auch auf Veränderungsprozesse einzulassen.

Insbesondere im Umgang mit Sustain Talk und Dissonanz ist reflektierendes Zuhören geeignet, den Kontakt nicht abbrechen zu lassen, ohne dabei das Widerspruchsthema zu ignorieren.

BEISPIEL

Ein Beispiel mit idealtypischen Reaktionen bei Sustain Talk und Dissonanz sind:

PATIENT »Sie haben doch überhaupt keine Ahnung, was es bedeutet, eine Psychose zu haben!«

THERAPEUT »Sie fühlen sich von mir nicht richtig verstanden.« (Komplexe Reflexion)

PATIENT »Genau!«

THERAPEUT »Bitte erzählen Sie mir etwas darüber.«

PATIENT »Ich kann gegen meine Depression nichts tun.«

THERAPEUT »Es könnte tatsächlich sehr hart für Sie werden, überhaupt irgendetwas zu verändern.« (Verstärkende Reflexion, Paraphrasierung)

PATIENT »Na ja, so ist es nun auch wieder nicht. Okay, vielleicht habe ich einigen Menschen unrecht getan, aber ich bin kein ›Asozialer‹.«

THERAPEUT »Sie haben kein Problem damit, zu sehen, dass Ihr Verhalten in letzter Zeit nicht immer korrekt war, aber Sie wollen nicht mit einem solchen ›Etikett‹ versehen werden.« (Doppelseitige Reflexion)

PATIENT »Genau!«

Reflektierendes Zuhören hat wenig Sinn, wenn es stumpf das Gesagte wiederholt. Reflexionen sind dann hilfreich, wenn sie eine gewisse Dynamik mitbringen, wenn sie beim Patienten ein wenig Bewegung nach vorn initiieren, wenn sie ein etwas anderes Licht auf die Sache werfen. Andernfalls drehen wir uns im Kreis und kommen nicht voran.

Abschließend raten Miller und Rollnick (2015, S. 83): »Während des Beziehungsaufbaus sollen Ihre Reaktionen zu einem maßgeblichen Anteil aus reflektierendem Zuhören bestehen. Reflexionen sind besonders nach offenen Fragen wichtig.«

Zusammenfassen

Zusammenfassungen sind im Grunde eine ausführlichere Reflexion des zuletzt Besprochenen. Sie dienen dem beiderseitigen Verständnis, bündeln komplizierte Zusammenhänge und fokussieren Vereinbarungen. Sie haben oftmals zum Ende eines Termins Sinn, aber auch zu Beginn des nächsten. Wenn die Thematik komplex ist, bieten sich auch zwischendurch Zusammenfassungen an, um zum Beispiel gesammeltes Material zu strukturieren, Wesentliches von Unwesentlichem zu trennen oder bislang scheinbar Unzusammenhängendes zusammenzuführen und auf den Punkt zu bringen. Man sollte zum Abschluss einer Zusammenfassung immer nachfragen, ob man etwas Wichtiges vergessen hat (»Was noch?«). In jedem Falle führen Zusammenfassungen aufseiten der Patientin zu einem positiven Gefühl des Verstandenwerdens und stärken somit das Arbeitsbündnis. Nebenbei helfen Zusammenfassungen auch den Professionellen, klarer zu sehen und Wesentliches von Unwesentlichem zu trennen.

Das Zusammenfassen leitet oft über zu einer anderen Gesprächsphase. Auch hier handelt es sich nicht um einen passiven Prozess: Der Therapeut entscheidet, welche Aspekte des Gesprächs er in eine Zusammenfassung aufnimmt und welche nicht. Dabei bleibt er kooperativ, der Patient kann etwas hinzufügen oder korrigieren.

Zusammenfassungen werden in ihrer Bedeutung oftmals unterschätzt. Gerade Patienten mit psychischen Erkrankungen sind in ihren Gedankengängen häufig sehr unstrukturiert. Es werden selbst in einem kurzen Gespräch so viele Aspekte angesprochen, dass es sowohl für Therapeuten als auch für Patienten ausgesprochen hilfreich ist, zumindest am Ende des Gesprächs die wichtigsten Gesprächsinhalte noch einmal zusammenzutragen. Wichtig ist es hier vor allem, aufgetauchte Ambivalenzen und Diskrepanzen deutlich zu benennen.

Ein Beispiel für eine Zusammenfassung zwischen zwei Gesprächsblöcken geben Stanley McCracken und Patrick W. Corrigan (2010). Der Patient hatte sich kritisch gegenüber einer weiteren Einnahme einer antipsychotischen Medikation geäußert und dabei positive und negative Nebenwirkungen erwähnt. Der Arzt sagt nun: »Zum einen macht es Ihnen die Schläfrigkeit schwer, wach zu bleiben, vor allem nach dem Mittagessen. Zum anderen hat Ihnen das Medikament wirklich beim Denken geholfen. Sie sind weniger verwirrt, und Sie haben nicht das Gefühl, dass die Leute Sie beobachten. All dies ist jetzt besonders wichtig für Sie, da Sie mehr mit dem Kopf arbeiten. (Offene Frage:) Gibt es irgendwelche anderen Vor- oder Nachteile, wenn Sie das Medikament nehmen?«

Informieren und Ratschläge geben

Es gibt eine unüberschaubare Menge von Situationen im Rahmen einer psychiatrischen Behandlung, in denen Behandler den Patienten Informationen geben: über Risiken und Prognosen, über mögliche positive und negative Konsequenzen einer Behandlung, über das Spektrum der Behandlungs- oder Veränderungsoptionen, über körperliche Befunde, klinische Eindrücke, über das Ausmaß einer Problematik und vieles mehr. Manchmal haben Behandler sehr viel mitzuteilen, und es ist eine große Kunst, die Informationen so zu gestalten und zu dosieren, dass sie auch verstanden und aufgenommen werden können. Gut informieren heißt:

- verständlich formulieren, die Sprachgewohnheiten des Gegenübers berücksichtigend,
- umfassend informieren, keine wesentlichen Informationen vorenthalten,
- sachlich und wertfrei bleiben, nicht selbst werten und emotional drängen,
- Vergleiche anstellen zwischen persönlichen Daten und etwa Normwerten,
- einfühlsam informieren, die Reaktionen des Gegenübers ständig integrieren.

BEISPIEL

Ein kurzer Dialog zwischen einer Ärztin und einem erstmals in der Psychiatrie aufgenommenen Patienten mit einer einleitenden Information könnte sich folgendermaßen anhören:

ÄRZTIN »Herr Müller, der Krisendienst hat Sie heute Nacht mit Polizeibegleitung in die Klinik gebracht. Uns ist mitgeteilt worden, dass Ihre Nachbarn sich in ihrer Ruhe gestört fühlten und dass Sie zunächst nicht mitkommen wollten. Das war wahrscheinlich alles sehr unangenehm für Sie, und ich schätze es sehr, dass Sie sich schließlich in der Nacht entschieden haben, freiwillig in der Klinik zu bleiben. Heute passiert jetzt Folgendes: Im Laufe des Vormittags wird ein Richter kommen und mit Ihnen sprechen. Dabei wird es darum gehen, ob und in welchem Maße Sie – so nennt man das offiziell – im Moment eine Gefahr für die Allgemeinheit darstellen. Der Richter wird dann nach Absprache mit uns entscheiden, ob Sie für eine gewisse Zeit hier bleiben und behandelt werden müssen oder ob Sie wieder nach Hause gehen können. Wie hört sich das für Sie an?«

HERR MÜLLER »Weiß nicht.«

ÄRZTIN »Ist eine ziemlich unangenehme Situation für Sie, nicht wahr?«

HERR MÜLLER »Ziemlich.«

ÄRZTIN »Würden Sie mir denn einmal erzählen, was in letzter Zeit alles passiert ist?«

HERR MÜLLER »Na ja, okay, das war nicht das erste Mal. Ich habe immer wieder so'n Gefühl, als wollten die mich fertigmachen. Die wissen auch viel zu viel von mir. Und dann dreh ich manchmal durch ...«

In diesem kurzen fiktiven Dialog ist es der Ärztin gelungen, über eine unpopuläre Information, die sachlich und einfühlsam vorgetragen war, einen Einstieg in ein Gespräch zu finden.

Gut informieren heißt weiter:

- die Wahl lassen, Entscheidungspflicht betonen,
- den Stand der Erkrankung bzw. der Probleme (Beginn, weit fortgeschritten o. Ä.) markieren,
- (wenn möglich) entdramatisieren, beruhigen, versachlichen,
- Zeit lassen für eine gemeinsam getragene Entscheidung,
- Angst oder Erschrecken (etwa bei Diagnoseeröffnung) direkt ansprechen,
- Teilziele formulieren,
- Steuerungsmöglichkeiten der Patienten ermitteln und betonen,
- auf bisherige (gute) Behandlungs- bzw. Veränderungserfahrungen verweisen,
- Behandlungsoptionen erläutern,
- sich nicht nur inhaltlich, sondern auch körperlich zuwenden,
- zum besseren Verständnis Metaphern oder Bilder finden, Abstraktes konkretisieren,
- einen klaren Rat geben (wo gewünscht).

Informationen werden oftmals in zu großer Dichte präsentiert. Gerade Patienten in psychotischen Krisen sind nur bedingt in der Lage, mehrere Informationen neben- oder nacheinander aufzunehmen und zu verarbeiten. Dies gilt ebenso für Patienten im substanzbedingten Entzug. Hier ist es Aufgabe der Behandler, die Informationsgabe so zu dosieren, dass sie den Patienten nicht verlieren oder an ihm vorbeireden. Weniger ist hier in der Regel mehr!

Geschmeidig und konstruktiv mit Sustain Talk und Dissonanz umgehen

Sustain Talk und Dissonanz werden oft nicht direkt und in differenzierter Sprache präsentiert, sondern indirekt, auf Umwegen, verschlüsselt, verschleiert. In einem ersten Schritt geht es also darum, solche Äußerungen zu erkennen.

Veränderungskritisches Verhalten

Patricia Chamberlain und Kollegen haben schon 1984 eine Liste mit veränderungskritischen Verhaltensweisen erstellt, die sie an Patienten in psychotherapeutischer Behandlung beobachtet hatten:

Argumentieren

Der Patient stellt die Genauigkeit, Fachkenntnis oder Integrität des Therapeuten infrage.

Herausfordern: Der Patient bezweifelt unmittelbar die Richtigkeit dessen, was der Therapeut gesagt hat.

Misstrauen: Der Patient stellt die Autorität und Erfahrung des Beraters offen infrage.

Feindseligkeit: Der Patient drückt offene Feindseligkeit gegenüber dem Therapeuten aus.

Unterbrechen

Der Patient unterbricht den Therapeuten in einer abwehrenden Haltung.

Ins Wort fallen: Der Patient fängt an zu reden, während der The rapeut noch spricht, ohne eine angemessene Pause oder das Ende abzuwarten.

Abbrechen: Der Patient unterbricht den Therapeuten mit der offensichtlichen Intention, dem Therapeuten das Wort abzuschneiden. (»Jetzt warten Sie einen Moment. Ich habe nun genug darüber gehört.«)

Ablehnen

Der Patient drückt seinen Widerwillen aus, Probleme zu erkennen, zu kooperieren, Verantwortung zu übernehmen oder Rat anzunehmen.

Anklagen: Der Patient beschuldigt andere wegen seiner Probleme.

Widersprechen: Der Patient lehnt eine Überlegung des Therapeuten ab, ohne einen konstruktiven Gegenvorschlag zu machen. Das impliziert auch das übliche »Ja, aber …«, das zum Ausdruck bringt, was an dem Vorschlag nicht in Ordnung ist.

Entschuldigen: Der Patient entschuldigt sein Verhalten.

Herunterspielen: Der Patient drückt aus, dass der Therapeut oder andere die Risiken und Gefahren übertreiben und dass alles in Wirklichkeit »nicht so schlimm« sei.

Pessimismus: Der Patient macht allgemeine Äußerungen über sich oder andere, die pessimistisch oder negativ klingen. (»Hat sowieso alles keinen Sinn!«)

Ablehnung: Der Patient drückt Distanz und Widerwillen in Bezug auf eine Information oder einen Rat aus.

Widerwillen gegenüber Veränderung: Der Patient äußert keinen Bedarf oder sogar Widerwillen gegenüber einer Veränderung.

Ignorieren

Der Patient macht den Eindruck, als ob er den Therapeuten ignoriere.

Unaufmerksamkeit: Die Reaktion des Patienten zeigt, dass er dem Therapeuten nicht gefolgt ist oder unaufmerksam war.

Nichtantwort: Der Patient beantwortet die Frage des Therapeuten mit einer Äußerung, die nichts mit der Frage zu tun hat.

Keine Reaktion: Der Patient gibt keine hörbaren oder nonverbalen Antworten auf die Frage des Therapeuten.

Ablenken: Der Patient ändert die vom Therapeuten verfolgte Gesprächsrichtung. Das Aufkommen von Sustain Talk und Dissonanz ist an sich kein Anlass zur Besorgnis. Im Gegenteil: Man könnte geradezu sagen, es ist ein Grund zur Beruhigung, denn der Patient ist aufmerksam und engagiert. Das Aufkommen von Sustain Talk und Dissonanz wird erst dann zu einem Problem, wenn es nicht erkannt und nicht als Bereicherung der Diskussion betrachtet wird.

Strategien zum Umgang mit Sustain Talk und Dissonanz

Für den Umgang mit Sustain Talk und Dissonanz ist es zunächst hilfreich, sich vor Augen zu führen, dass beides keine Charaktereigenschaften von psychiatrischen Patienten sind. Man findet derartige Phänomene genauso bei somatisch erkrankten Patienten, etwa Diabetikern, Patienten mit Bluthochdruck, Asthma etc. – letztlich überall dort, wo es um eine Änderung des Lebensstils geht. Sustain Talk und Dissonanz entstehen in der Interaktion zwischen Therapeut und Patient und sind somit in Auftreten und Ausmaß prinzipiell beeinflussbar.

Die Motivierende Gesprächsführung bietet verschiedene Strategien zum Umgang mit bzw. zur Vermeidung von Sustain Talk und Dissonanz an. Einige Strategien wurden schon weiter oben im Zusammenhang mit dem reflektierenden Zuhören vorgestellt. Darüber hinaus sollen hier noch weitere Strategien vorgestellt werden, die sich als Reaktion auf Äußerungen im Sinne des Sustain Talk bzw. der Dissonanz bewährt haben. Grundsätzlich gilt, dass keine der genannten Strategien in jeder Situation angemessen ist. Es ist im Einzelfall spontan zu prüfen, welche Strategie eingesetzt werden sollte.

Den Fokus verschieben

Bei der Fokusverschiebung geht es darum, die Aufmerksamkeit des Patienten vom Fokus der Protesthaltung wegzulenken. Man umgeht gewissermaßen den Protest, nimmt ihn zwar ernst, steigt auf das »Angebot« des Patienten, zu streiten, aber nicht ein. Diese Strategie sollte insbesondere dann eingesetzt werden, wenn ein Aspekt zur Sprache kommt, der im Hinblick auf eine Förderung der Veränderungsmotivation oder eine Umsetzung konkreter Veränderungsschritte unwesentlich ist. > Fokussierung, Seite 51

BEISPIEL

(aus Rosengren 2012, S. 214):

PATIENT »Ich dachte, Rotwein sei gut für das Herz. Deshalb trinke ich ihn jeden Abend.«

BEHANDLERIN »Sie trinken Rotwein, um Ihre Gesundheit zu fördern. Was tun Sie sonst noch, um gesund zu sein?«

BEISPIEL

aus unserem Alltag auf einer allgemeinpsychiatrischen Station:

PATIENT »Ich weiß genau, Sie wollen, dass ich in Zukunft keinen Tropfen Alkohol mehr trinke, aber da spiel ich nicht mit!«

BEHANDLERIN »Langsam, langsam, ich weiß überhaupt nicht, zu welchem Ergebnis wir am Ende kommen. Verbeißen Sie sich jetzt bitte nicht an diesem Punkt. Erzählen Sie mir doch bitte erst mal, wie so ein normaler Tag bei Ihnen aussieht.«

BEISPIEL

aus unserem Alltag auf einer allgemeinpsychiatrischen Station:

PATIENTIN »Ich werde auf keinen Fall für den Rest meines Lebens diese Medikamente nehmen. Die machen mich fett und lustlos. Das können Sie vergessen!«

BEHANDLERIN »Bitte, wir sind am Beginn einer gemeinsamen Klärung. Am Ende entscheiden Sie. Und ich weiß überhaupt nicht, wo wir am Ende anlangen. Erzählen Sie mir doch bitte erst mal etwas über Ihre bisherigen Erfahrungen mit solchen Medikamenten.«

Mit einer Wendung zustimmen

Wenn das Thema zwar wichtig ist, in der vorgetragenen Form aber eher destruktiv und hemmend wirkt, stimmt man zu, versucht aber das angesprochene Thema mit einer kleinen, fast unmerklichen Wendung konstruktiver zu behandeln.

BEISPIEL

Ein Dialog aus einer ambulanten Behandlung eines psychotischen Patienten (nach MARTINO & MOYERS 2010, S. 311) zeigt, wie das aussehen kann:

BEHANDLER »Sie waren zweimal nicht da, als Ihre Krankenschwester Sie aufsuchen wollte. Sie sagt, Sie wisse nicht, ob Sie Ihre Medikamente nähmen, und sie mache sich Sorgen um Sie.«

PATIENT »Ich war da. Ich habe nur die Tür nicht aufgemacht.«

BEHANDLER »Sie waren zu Hause. Sie wollten sie einfach nicht sehen.«

PATIENT »Es ist nicht nötig, dass sie ständig kontrolliert, ob ich meine Medikamente genommen habe.«

BEHANDLER »Sie haben sich dafür entschieden, Olanzapin zu nehmen. Zum jetzigen Zeitpunkt haben Sie nicht das Gefühl, dass Sie die Krankenschwester täglich brauchen, um nach Ihnen zu sehen. (Wendung:) Es könnte andere Sachen geben, bei denen sie Ihnen helfen könnte, wenn sie kommt; aber Sie mögen es nicht, wenn Sie ständig wegen der Medikamente kontrolliert werden.«

Umformen und anders beleuchten

Diese Strategie ist dadurch gekennzeichnet, dass die Äußerungen des Patienten unter einem anderen Blickwinkel betrachtet werden. Das ist besonders in solchen Situationen angezeigt, in denen sich Therapeut und Patient zwar über die Sache einig sind, bezüglich ihrer Bedeutung und der daraus zu ziehenden Konsequenzen aber nicht. Die Einschätzungen des Patienten werden zwar ernst genommen, aber in einer Form neu interpretiert, die eine Entwicklung in Richtung Veränderung eher unterstützt.

BEISPIEL

aus einer ambulanten Behandlung einer alkoholabhängigen und depressiven Patientin:

PATIENTIN »Mein Mann geht mir auf die Nerven mit seiner dauernden Drängelei, immer kritisiert er mich, ich soll nicht so viel zu Hause sein, soll mal mehr raus etc.«

BEHANDLERIN »Das ärgert Sie! Und gleichzeitig hört es sich so an, als ob ihm viel an Ihnen liegt und er sich Sorgen um Sie macht. Er scheint das jedoch in einer Art auszudrücken, die nicht immer so glücklich ist.«

Alle Strategien zum Umgang mit Sustain Talk und Dissonanz dienen dazu, den Kontakt zur Patientin zu halten und ihre Auseinandersetzung mit sich selbst nicht abreißen zu lassen. Es geht nicht darum, die Patientin von der Meinung der Behandler zu überzeugen.

Geschmeidig und konstruktiv mit diesen Aspekten der Begegnung umzugehen bedeutet für den Therapeuten oft, einen Schritt zurückzutreten, das Tempo der Problemlösung zu verlangsamen oder die Richtung zu ändern, ohne sich in der Expertenrolle gekränkt zu fühlen. In diesen Fällen ist es die vorrangige Aufgabe des Therapeuten, die subjektive Sicht des Patienten als seine Meinung zu akzeptieren, die Hindernisse und Barrieren, die »schlafenden Hunde« auf dem Weg zu einer Veränderung zu eruieren und geeignete Lösungen zu finden, unter Umständen aber auch zu verstehen, dass eine Verhaltensänderung »unterm Strich« im Moment nicht realistisch ist.

Die Eigenverantwortung stärken

Motivierende Gesprächsführung bedeutet, dem Patienten dabei zu helfen, seine individuellen Gründe für eine Verhaltensänderung zu finden. Diese Selbstmotivation ist es, die eine Absicht zur Verhaltensänderung langfristig trägt.

FREMDMOTIVATION Wenn man das soziale Umfeld von psychisch erkrankter Menschen betrachtet, dann trifft man oftmals auf Angehörige, Freunde, Kollegen etc., die zu wissen meinen, warum der Betroffene möglichst bald etwas an seinem Verhalten ändern müsse und was diese Änderung beinhaltet. Diese Fremdmotivation gilt es zunächst einmal zu erkennen und nicht mit Eigenmotivation zu verwechseln. Fremdmotivation ist in den meisten Fällen mit einer Dissonanz verbunden: Der Patient wehrt sich gegen eine Bevormundung. Diese Dissonanz muss man als Behandlerin ernst nehmen und dem Patienten verständnisvoll widerspiegeln.

BEISPIEL

So könnte eine Behandlerin Folgendes zu einem ihrem Patienten sagen:

»Ich sehe, dass Ihre Frau sehr viel Interesse hat, dass Sie sich in Behandlung begeben. Sie war es ja auch, die mich letzte Woche angesprochen hat, bevor Sie sich gemeldet haben. Das ist ja bestimmt jetzt für Sie keine angenehme Situation. Ich kann mir vorstellen, dass Sie sich ganz schön unter Druck fühlen.«

Erst dann ist es möglich, mit dem Patienten über seine eigene Einschätzung seines Problems zu sprechen, möglichst beginnend mit offenen Fragen:

»Die Sichtweise Ihrer Frau habe ich verstanden. Mich würde aber vielmehr interessieren, wie Sie die Dinge sehen. Wie sieht denn ein normaler Tag bei Ihnen aus? Wo läuft alles rund, wo nicht?«

Im günstigen Fall wird der Patient nun vom Ärger auf seine Frau ablassen und eigene Gedanken bzw. Sorgen berichten.

Selbstmotivierende Aussagen kommen selten in direkter Form zur Sprache. Oft sind sie verschlüsselt, tauchen nur im Nebensatz auf oder vermitteln sich nonverbal. Therapeuten sollten in dieser Hinsicht sehr wachsam sein und einen gewissen kriminalistischen Spürsinn aufbringen.

Wir können vier Bereiche unterscheiden, in denen selbstmotivierende Aussagen eine Rolle spielen (mögliche Äußerungen der Patienten alle nach Miller & Rollnick 2004, S. 91 f.): Problembewusstsein, Besorgnis, Veränderungsabsicht und Zuversicht.

Problembewusstsein:

- »Ich denke, das Problem ist größer, als ich dachte.«
- »Ich habe noch nie wirklich realisiert, wie viel ich eigentlich verpasse.«
- »Das ist ernst!«
- »Wahrscheinlich bin ich ziemlich viele dumme Risiken eingegangen.«

Besorgnis:

- »Ich bin deswegen wirklich in Sorge.«
- »Wie konnte mir das nur passieren? Ich fasse es nicht!«
- »Ich fühle mich völlig hilflos.«

Veränderungsabsicht:

- »Ich glaube, es wird Zeit, etwas im Leben anders zu machen.«
- »Ich muss in dieser Hinsicht etwas unternehmen.«
- »So will ich nicht mehr sein. Was kann ich tun?«
- »Ich weiß noch nicht, wie ich es anstellen soll, aber ich muss was verändern.«
- »Wie kommen Menschen von einem solchen Problem los?«

Zuversicht:

- »Ich glaube, ich schaffe es.«
- »Jetzt, da ich mich entschieden habe, bin ich sicher, dass ich mich verändern kann.«
- »Ich bin dabei, mit diesem Problem fertigzuwerden.«

Viele Patienten müssen in Richtung solcher Aussagen angeregt bzw. ermutigt werden, insbesondere diejenigen, die deutliche Ambivalenzen aufweisen. Hier stehen den Behandlern verschiedene Möglichkeiten der Intervention zur Verfügung. Eine direkte Methode ist die, den Patienten offen nach selbstmotivierenden Einschätzungen zu fragen. Nicht, ob er sich Sorgen macht, sondern welche Sorgen das sind.

Willliam R. Miller und Stephen Rollnick (2004, S. 93) schlagen eine Reihe von offenen Fragen zu allen vier Kategorien selbstmotivierender Aussagen vor:

Offene Fragen zum Problembewusstsein:

- »Was bringt Sie auf den Gedanken, dass es sich um ein Problem handelt?«
- »Welche Schwierigkeiten haben Sie wegen Ihrer Erkrankung bekommen?«
- »In welcher Hinsicht, meinen Sie, haben Sie oder andere Personen durch Ihr Verhalten Schaden genommen?«
- »Inwiefern war das ein Problem für Sie?«

- »Wie hat es sich entwickelt, dass Sie oft nicht mehr das getan haben, was Sie eigentlich wollten?«

Offene Fragen zur Besorgnis:

- »Inwiefern ist Ihr Verhalten für Sie selbst oder andere Menschen Anlass zur Sorge?«
- »Was beängstigt Sie an Ihrer Lage?«
- »Was stellen Sie sich vor, könnte mit Ihnen geschehen, wenn Sie so weitermachten?«
- »Wie sehr versetzt Sie das in Sorge?«
- »Auf welche Weise beunruhigt Sie das?«
- »Was, glauben Sie, wird geschehen, wenn Sie nichts veränderten?«

Offene Fragen zur Veränderungsabsicht:

- »Was veranlasst Sie zu der Annahme, dass Sie sich verändern müssen?«
- »Angenommen, Sie wären zu 100 Prozent erfolgreich und alles würde genau so laufen, wie Sie es sich wünschen, was wäre der Unterschied zur augenblicklichen Situation?«
- »Was spricht dafür, in Zukunft so weiterzumachen wie bisher? Und was ist mit der anderen Seite? Was spricht dafür, etwas zu verändern?«
- »Welche Vorteile würde eine Veränderung bringen?«
- »Ich habe den Eindruck, dass Sie sich im Moment festgefahren fühlen. Was müsste sich denn ändern?«

Offene Fragen zur Zuversicht:

- »Was gibt Ihnen die Kraft zu glauben, dass Sie sich verändern könnten, wenn Sie es wollten?«
- »Was würde Ihres Erachtens für Sie arbeiten, wenn Sie sich verändern würden?«

Eine zweite Strategie, selbstmotivierende Aussagen hervorzurufen, ist das Erstellen einer Vorteil-Nachteil-Waage. Der Patient erstellt allein (im ambulanten Bereich eignet sich diese Strategie hervorragend als »Hausaufgabe«) oder gemeinsam mit dem Therapeuten eine Zwei- oder Vier-Feld-Matrix mit Vor- und Nachteilen der gegenwärtigen Situation sowie gegebenenfalls Vor- und Nachteilen einer Veränderung der Lebensgewohnheiten. > Vorteil-Nachteil-Waage, Seiten 113, 126, 131

Geschieht dies in einer respektvoll-sachlichen Atmosphäre, die alle Aspekte würdigt, dann führt es häufig dazu, dass Patienten eigene Sorgen zulassen, die sie zuvor aus einem Autonomiereflex heraus für sich behalten haben, und Sustain Talk aufgeben. Hier ist es dann wichtig, die Sorgen möglichst konkret zu benennen und von einer vorsichtigen, noch abstrakt geäußerten Besorgnis (etwa »Mit der Familie läuft es nicht so gut«) hin zu einer detaillierten Beschreibung und Auflistung aller relevanten beunruhigenden Entwicklungen zu kommen.

Es kann sinnvoll sein, die Patienten um eine Bewertung und Hierarchie ihrer Sorgen zu fragen oder sie aufzufordern, sich die unangenehmsten Konsequenzen vorzustellen. Dies kann insbesondere bei solchen Patienten nötig werden, die sich anscheinend in einer völlig chaotischen Lebenssituation befinden. Fragen könnten hier sein: »Was beunruhigt Sie am meisten?« oder »Was wäre das Schlimmste, das passieren könnte, wenn Sie nichts verändern?«.

Eine weitere Strategie besteht darin, den Patienten zu bitten, sich seine früheren Lebensumstände vor Auftreten der heutigen Probleme vorzustellen oder zu versuchen, sich ein Bild davon zu machen, wie eine bessere Zukunft aussehen könnte. Der Vergleich von Vergangenheit und Zukunft mit der gegenwärtigen Situation kann bedeutende motivierende Aspekte hervorrufen. Hier entwickeln Patienten häufig ein Bewusstsein davon, welche Werte und Güter ihnen wichtig sind und welche nicht. Viele ehemals akut psychisch erkrankte Menschen haben den Übergang in stabilere Phasen vollzogen und aufrechterhalten, weil sie im Laufe der Auseinandersetzung mit sich selbst »höhere« Werte entdeckt und ausgebaut haben, von denen ein ständiger Zug in Richtung Veränderung ausging.

Diesbezügliche Fragen des Therapeuten könnten folgendermaßen lauten, zunächst zu früheren Lebenserfahrungen:

- »Können Sie sich an eine Zeit erinnern, in der für Sie alles gut lief? Was hat sich seitdem verändert?«
- »Wie ging es zu, bevor Sie erkrankten? Was waren Sie damals für einer?«
- »Wie haben Ihre psychischen Probleme Sie darin gehindert, sich weiterzuentwickeln?«

Zur Zukunft:

- »Wenn Sie sich tatsächlich dazu entschließen sollten, sich zu verändern, welche Hoffnungen verbinden Sie damit für die Zukunft?«
- »Welche Dinge würden Sie gern zu ihren Gunsten verändert wissen?«
- »Ich merke, dass Sie im Moment sehr enttäuscht sind. Was hätten Sie gern anders?«
- »Was käme im günstigsten Fall für Sie dabei heraus, wenn Sie sich veränderten?«

Das Erstellen einer Vorteil-Nachteil-Waage kann aber auch zu einer Eröffnung und Differenzierung von Aspekten führen, die gegen eine nachhaltige Veränderung gerichtet sind. Auch damit müssen wir rechnen. Je wertneutraler wir hier arbeiten, desto eher laden wir Patienten dazu ein, uns »Unpopuläres« mitzuteilen, von dem sie bislang vielleicht glaubten, dass wir das nicht hören wollten. Aber genau das wollen wir! MI ist in erster Linie eine Klärungshilfe, in zweiter Linie Veränderungshilfe. In der Akutpsychiatrie, in der wir viele chronisch kranke Menschen behandeln, müssen wir jederzeit mit neuem, bislang unbekanntem Material rechnen, mit unpopulären Motiven, die dennoch eine starke Kraft entfalten können und gegen eine Veränderung gerichtet sind.

Selbstwirksamkeit fördern

Im MI wird das Konzept der Selbstwirksamkeit von Albert BANDURA (1977) aufgegriffen. WILLIAM R. MILLER und Stephen ROLLNICK (2015, S. 252) führen dazu aus: »Die Beeinflussung der Selbstwirksamkeitsüberzeugung könnte einer der Wirkmechanismen sein, durch die MI Veränderungen in Gang setzt.« Der Glaube an die eigenen Fähigkeiten ist ein zentrales Charakteristikum erfolgreicher Veränderungsversuche. Man kann als MI-Therapeutin alles richtig gemacht haben: Man war empathisch, hat Diskrepanzen entwickelt, nicht gestritten, man hat Dissonanzen vermieden und Sustain Talk aufgenommen – wenn aber der Patient keine Hoffnung auf Erfolg sieht, wenn er auf sich selbst »keinen Pfifferling« setzt, dann ist eine Veränderung seiner Lebensgewohnheiten unwahrscheinlich. > Selbstwirksamkeit, Seiten 119 f., 136

Ein grundsätzliches Ziel von MI ist es also, das Selbstvertrauen des Patienten zu stärken und ihn in die Lage zu versetzen, sich selbst als jemand wahrzunehmen, der mit einer bestimmten Aufgabe und mit den dabei möglicherweise auftretenden Hindernissen fertig wird. Aufgabe der Behandelnden ist es, sich weniger auf Defizite, Schwächen und negative Konsequenzen zu konzentrieren, sondern die Fähigkeiten, Stärken und (sozialen) Ressourcen des Patienten in den Mittelpunkt zu stellen.

Dabei ist es von zentraler Bedeutung, dass eine allgemeine Stärkung des Selbstvertrauens, die durch eine empathische Grundhaltung gefördert wird, unterschieden wird von der Stärkung der Selbstwirksamkeit hinsichtlich einer ganz konkret zu lösenden Aufgabe. Prinzipiell kann ein wenig selbstbewusster Patient durchaus die Zuversicht haben, eine bestimmte Herausforderung zu bewältigen. Für einen Zwangspatienten könnte die allmähliche Reduktion eines Kontrollrituals ein Ziel sein, demgegenüber er sich selbstwirksam fühlt, die komplette Einstellung aller Rituale wäre sicher ein zu hohes Ziel.

Die Entwicklung realistischer, angemessener und praktikabler Ziele ist ein zentraler Baustein der Selbstwirksamkeitsüberzeugung.

Zuversicht stärken

Zuversicht meint das Zutrauen in sich selbst, eine bestimmte Entscheidung wirklich tragen zu können und mit den dabei möglicherweise auftretenden Hindernissen fertigzuwerden. Es ist damit nicht vom allgemeinen Selbstvertrauen die Rede, sondern von der Überzeugung, eine bestimmte definierte Aufgabe bewältigen zu können. >Eigenverantwortung, Seite 138

Zuversicht ist ein zentraler Bestandteil von Motivation. Patienten kann es noch so wichtig sein, etwas in ihrem Leben zu verändern – wenn sie sich dazu nicht in der Lage fühlen, werden sie es nicht angehen.

Es gilt, gemeinsam mit dem Patienten den nächsten konkreten realistischen Schritt zu finden. Dabei kann es ermutigend sein, zu sehen, dass es viele mögliche Wege der Veränderung gibt.

Wir haben weiter oben schon kurz auf die Methode des Zuversichtsratings hingewiesen. Dabei geht es darum, mit einer offenen Haltung die subjektive Zuversicht und den möglichen Handlungsspielraum auszuloten. >Zuversichtsrating, Seiten 81 f., 119, 136, 145

BEISPIEL

Ein entsprechender Dialog aus einer wiederholten stationären Behandlung eines drogenabhängigen Patienten könnte folgendermaßen lauten:

THERAPEUT »Herr Meier, wenn Sie sich jetzt entscheiden würden, in Zukunft auf Heroin vollständig zu verzichten, wie zuversichtlich würden Sie sich da fühlen, dass Ihnen das gelingt? Wenn null für ›überhaupt nicht zuversichtlich‹ stünde und zehn für ›überaus zuversichtlich‹, wo würden Sie sich da im Moment einordnen?«

HERR MEIER »Na ja, so fünf denke ich.«

THERAPEUT »Okay. Warum fünf und nicht vier?«

HERR MEIER »Weiß nicht, ich habe vor Kurzem eine Frau kennengelernt, die kommt damit nicht klar. Die will ich nicht verlieren.«

THERAPEUT »Was würde Sie noch zuversichtlicher machen? Was würde dazu beitragen, dass der Wert von fünf auf sechs ansteigt?«

HERR MEIER »Vielleicht wenn ich einen Job in Aussicht hätte.«

Wohlgestaltete Behandlungsziele diskutieren und vereinbaren

Zu Beginn der Zieldiskussion sollte sich ein Behandler darüber klar werden, wie die Dinge sich in Zukunft seiner Meinung nach entwickeln sollten; dies nicht, um dem Patienten klare Vorgaben zu machen, sondern um ein klarer Verhandlungspartner zu sein.

Der Begriff »Verhandlung« signalisiert schon, dass die Lösung oftmals auf dem Weg zwischen Behandler und Patient liegt, manchmal sogar auf einem »dritten Weg«. Flexibilität und Kompromissbereitschaft sind Voraussetzungen aufseiten der Behandler, um Teil eines emanzipatorischen Zielklärungsprozesses zu sein.

Um die eigene Position zu klären, sind folgende Fragen hilfreich:

- Sind mir alle relevanten objektiven Befunde zugänglich? Weiß ich genügend über die soziale Situation?
- Kann und will ich alle Befunde prinzipiell mit dem Patienten besprechen? Wie ist es mit mir vorliegenden Informationen der Angehörigen?
- Bin ich mir im Klaren über die subjektiven Funktionen der Symptomatik bei diesem Patienten? Welchen psychologischen oder auch

sozialen Nutzen haben die Symptome? Will ich, kann ich alle subjektiven Funktionen prinzipiell mit dem Patienten besprechen?

- Sollte im Moment vorrangig die psychische Symptomatik oder ein anderes Problemfeld bearbeitet werden? Muss vielleicht zunächst eine stabile Wohnsituation hergestellt werden?
- Welches Ziel halte ich auf dieser Basis für das angemessenste? Kurzfristig? Langfristig?
- Welchem Veränderungsstadium würde ich den Patienten zurzeit zuordnen? Ist er noch in der Phase der Absichtslosigkeit? Oder bildet sich schon ein Ziel heraus?
- Welches wäre in meinen Augen der nächstliegende Schritt in Richtung einer psychischen Stabilisierung?

In der Zieldiskussion mit dem Patienten ist der Verhandlungs- und Veränderungsspielraum zu bemessen. Gemeinsam mit ihm ist zu klären, welche Problemaspekte grundsätzlich und in welchem Ausmaß verhandlungs- bzw. veränderungsfähig sind, was kurzfristig und langfristig erreicht werden soll. In der Regel werden dabei die Ansprüche und Erwartungen der Helfenden durch die subjektive Sichtweise der Betroffenen (nach unten) »korrigiert«. Solange die Richtung allerdings nicht aus dem Auge verloren wird, wäre es ein grober Fehler, auf den eigenen Ansprüchen zu beharren und das Verhandlungs- bzw. Veränderungsangebot des Patienten nicht anzunehmen.

VERÄNDERUNGSZIELE Deutet sich ein Interesse an einer Veränderung der Lebensgewohnheiten an, etwa indem der Patient darauf drängt, das Gespräch fortzuführen, oder einen klaren Veränderungswunsch formuliert, dann sollte dies durch eine Diskussion konkreter Veränderungsziele auf seine Stärke und Verbindlichkeit hin überprüft werden.

Von großer Bedeutung ist hier, dass die Behandlerin potenzielle Zielmöglichkeiten wertfrei zur Diskussion stellt. Sie sollte ihre eigene Meinung, welche Veränderungsrichtung die geeignete sei, zunächst zurückhalten und stattdessen dem Patienten durch ihre offene Grundhaltung ermöglichen, eine individuell angemessene Zielsetzung zu finden. Das Verwerfen einzelner Veränderungsziele, die vielleicht von vielen Menschen mit ähnlichen Störungen gewählt werden, impliziert für sich genommen keine Aussage über die Veränderungsmotivation. Es sollte zunächst lediglich als Teil des Auswahl- und Klärungsprozesses interpretiert werden. In der Regel führt die Diskussion und Gewichtung verschiedener Veränderungsziele zur Identifikation angemessener Ziele und Strategien. Es kann sich hier allerdings herausstellen, dass zwar ein Veränderungsinteresse besteht, dass aber vorerst kein weiterer Schritt unternommen werden soll. Dann haben die »drohenden« Konsequenzen einer konkreten Umsetzung deutlich gemacht, wie ambivalent der Veränderungswunsch tatsächlich (noch) ist.

Im Verlaufe einer Diskussion von Veränderungszielen und -strategien lassen sich häufig zwei Problemfelder finden:

Die Angemessenheit des Ziels: Je konkreter die Zieldiskussion verläuft, desto deutlicher werden die realen Konsequenzen für den Lebensalltag des Patienten »spürbar«. Am Ausmaß der aufsteigenden Bedenken lässt sich dann die Angemessenheit des gewählten Ziels und die Stärke des Veränderungsinteresses ablesen. Ziele sind möglicherweise noch einmal hinsichtlich Richtung, Ausmaß oder Tempo zu korrigieren, um eine stabile Veränderungsmotivation zu erhalten.

Der Einfluss von Angehörigen oder wichtigen Bezugspersonen: Aufkommende Bedenken während der Zieldiskussion lassen sich häufig darauf zurückführen, dass ein möglicher Veränderungsprozess in einem sozialen Umfeld angesiedelt ist, das nicht frei von Spannungen und vielfältigen, durchaus widersprüchlichen Interessen ist. So ist es zum Beispiel denkbar, dass ein geplanter Auszug eines Patienten aus seinem Elternhaus von der Mutter nicht mitgetragen wird, weil diese stattdessen möchte, dass der Sohn noch eine Weile zu Hause »in

Sicherheit« lebt. Eine andere Problemstellung könnte sich daraus ergeben, dass ein Veränderungsvorschlag von einem Patienten nur deshalb nicht angenommen werden kann, weil er schon seit Jahren von der Partnerin ganz genauso formuliert wurde und nun aus einem Autonomiebedürfnis heraus abgelehnt werden muss. Deshalb ist es unabdingbar, die Auswirkungen der Zielvereinbarung auf das soziale Umfeld mit zu bedenken.

Mit etwas Verhandlungsgeschick, Flexibilität und der Bereitschaft, die eigenen Ansprüche notfalls zu senken, lassen sich mit Patienten, die ihre Lebenssituation schon weit problematisiert haben, in der Regel konkrete Veränderungsziele erarbeiten.

Das wesentliche Ziel wird dann konkreter benennbar, etwa:

- »Ich will an fünf Tagen der Woche jeweils drei Stunden Beschäftigung haben.«
- »Ich verabrede mich einmal werktags mit meinem Nachbarn und einmal am Wochenende mit meiner Schwester.«
- »Ich werde mich bis Ende dieses Monats in einem Fitnessstudio anmelden. Dazu schaue ich mir in der nächsten Woche zwei Studios in der Innenstadt an.«

Ebenso sollten die wichtigsten Gründe benannt werden, warum ein Ziel angestrebt wird:

- »Weil Langeweile mich immer wieder krank macht.«
- »Weil zu viel Alleinsein mir nicht guttut.«
- »Weil Bewegung mir guttut und ich abnehmen will.«

Konkrete überprüfbare Strategien zur Erreichung dieser Ziele werden festgelegt.

- »Gemeinsam mit der Sozialarbeiterin werde ich morgen alle Möglichkeiten besprechen. Ich bin auch bereit, erst mal einen Job auf dem zweiten Arbeitsmarkt anzunehmen.«

- »Ich fange diese Woche an und werde gleich einen Nachbarn anrufen und ihn fragen, ob er heute Abend Zeit hat. Meine Schwester kommt morgen zu Besuch, dann frage ich sie, ob sie am Wochenende Zeit hat.«
- »Ich frage eine andere Patientin, von der ich weiß, dass sie auch mit der Idee spielt, ins Fitnessstudio zu gehen, ob sie mit mir zusammen die beiden Studios, von denen ich Flyer habe, anguckt. Eines ist nur für Frauen, das könnte ganz gut sein.«

Insoo Kim Berg und Scott D. Miller (1995) beschreiben sieben Eigenschaften »wohlgestalteter Ziele«:

Bedeutsame Ziele: Das Behandlungsziel muss dem Patienten wichtig sein, und der Patient muss es für sich persönlich als förderlich betrachten, dieses Ziel zu erreichen. Wenn das Behandlungsziel dem Patienten wichtig ist, wird es sehr viel wahrscheinlicher, dass er sich auch dafür einsetzt.

Kleine Ziele: Die Ziele, die der Patient sich setzt, müssen klein genug sein, dass er sie auch erreichen kann. Diese Eigenschaft spiegelt sich zum Beispiel wider in dem alten Wahlspruch der Anonymen Alkoholiker: »Immer nur ein Tag.« Patienten haben eher Erfolg, wenn die Therapieziele klein sind.

Konkrete, präzise und verhaltensbezogene Ziele: Ziele wie »mein Leben in den Griff bekommen« und »glücklich sein« gelten als nicht »wohlgestaltet«, weil sie zu vage sind. Einige Ziele, die Patienten in genauen, konkreten und verhaltensbezogenen Ausdrücken formuliert haben, waren beispielsweise: am Montagmorgen pünktlich zur Arbeit zu kommen; einmal in der Woche schwimmen zu gehen; sich am Samstagabend mit einer Freundin zu verabreden.

Positive Ziele: Ziele sollen eher das Vorhandensein als die Abwesenheit von etwas zum Ausdruck bringen, sie müssen in einer positiven, die Aktivität fördernden Sprache formuliert werden. Der Patient sagt, was er tun wird, und spricht nicht über das, was er nicht tun wird.

Naheliegende Ziele: Das alte chinesische Sprichwort »Eine Reise von tausend Meilen beginnt mit dem ersten Schritt« sagt, dass wir unser Ziel, wie groß oder komplex es auch sein mag, eher erreichen können, wenn wir uns mehr darauf konzentrieren, mit der Reise zu beginnen, als darauf, wie sie verlaufen und wo sie enden wird.

Realistische, erreichbare Ziele: Bei vielen an sich gut gemeinten Zielsetzungen spürt man schon im Ansatz, dass sie nicht erreichbar sind, das gilt etwa für viele Silvestervorsätze. In der Psychiatrie werden von Professionellen oft unrealistische und unerreichbare Ziele formuliert, denen Patienten dann einfach nur zustimmen, um »ihre Ruhe zu haben«. Solche Ziele gelten nicht als wohlgestaltet. Wohlgestaltete Ziele sind auf ihre Erreichbarkeit im Lebenskontext des Patienten zu prüfen.

Respektierte Ziele: Eine aus Sicht der Behandler erfolgreiche psychiatrische Behandlung erfordert aufseiten der Patienten oftmals eine gewisse Disziplin im Anschluss an die Behandlung. Disziplin ist niemals ein leichtes Spiel. Wer Disziplin von Patienten fordert, ist bestenfalls respektlos, weil er unterschätzt, wie schwierig es für Menschen sein kann, Lebensgewohnheiten zu verändern und in der Therapie Gelerntes auch im Alltag umzusetzen. Wird das Ziel als »schwierig« beschrieben, als eines, das »harte Arbeit« mit sich bringt, dann ist der Patient eher bereit, für die Erreichung seines Ziels innerlich Verantwortung zu übernehmen, weil er das Misslingen der Größe der Herausforderung zuschreiben kann und die Ursachen nicht in seiner Person suchen muss, somit seine Selbstachtung behalten kann.

Wesentliches Bestimmungsmerkmal einer »wohlgestalteten« Zielfindung ist die Orientierung an den sachlichen Gegebenheiten im Verbund mit dem Respekt vor den individuellen Interessen der Patienten. Es sind Strategien des Selbstmanagements zu entwickeln, die den Anforderungen des Alltags gerecht werden und geeignet sind, auch ungünstigen »äußeren« Bedingungen standzuhalten. Dies gelingt in der Regel am ehesten, wenn wichtige Bezugspersonen in den Veränderungsplan einbezogen werden. Lebenspartner, Eltern, Kinder, Freunde oder Kollegen können in hohem Maße dazu beitragen, dass der Plan umgesetzt und eingehalten wird.

Schließlich sind mögliche Hindernisse auf dem Weg zum Ziel zu identifizieren und Risikosituationen durchzuspielen. Konkrete, darauf zugeschnittene Vermeidungs- bzw. Bewältigungsstrategien sind zu entwickeln. Zu unterscheiden sind dabei Hindernisse, die in der Person des Patienten begründet liegen (etwa Antriebsarmut), und Hindernisse, die durch andere Menschen gesetzt werden. Letztere sind manchmal nicht zu vermeiden, deshalb ist schon bei der Zielformulierung darauf zu achten, dass ein hohes Maß an Steuerung durch den Patienten selbst gegeben ist. Hindernisse, die in der eigenen Person begründet liegen, können zum Beispiel dadurch beseitigt werden, dass man frühzeitig, »in guten Zeiten«, andere Menschen mit einbezieht, somit die Verbindlichkeit erhöht und sich Unterstützung sichert. Auch Belohnungen nach erfolgreicher (Teil-)Zielerreichung können das Durchhaltevermögen bei aufkommenden Hindernissen stärken.

SHARED DECISION Im Konzept des »Shared Decision Making« widmet man sich dezidiert der Behandlungsbeziehung und ihren förderlichen und weniger förderlichen Aspekten. Eine gemeinsame Entscheidungsfindung setzt demnach aufseiten der Professionellen eine Reihe von Grundannahmen voraus (nach Butler & Rollnick 2003):

- Die einmalige und ganz eigene Erfahrung des Patienten mit seiner Störung, Erkrankung, seinem Problem ist als solche anzuerkennen.

- Es gilt, Störungskonzepte, subjektives Krankheitsmodell und die individuelle Persönlichkeit des Patienten zu integrieren.
- Problemdefinition, Lösungen bzw. Ziele und beiderseitiges Rollenverständnis sind gemeinsam zu tragen.
- Jeder Kontakt zwischen Behandler und Patient wird als eine Möglichkeit der Gesundheitsförderung gesehen.
- Jeder Kontakt zwischen Behandler und Patient wird als eine Möglichkeit des Beziehungsaufbaus gesehen.
- Die Ressourcen und Fähigkeiten sind realistisch einzuschätzen.

Daraus lassen sich folgende (Be-)Handlungsleitlinien einer gemeinsam entwickelten und getragenen Entscheidung ableiten:

- Beziehen Sie grundsätzlich den Patienten in alle Entscheidungsprozesse ein.
- Erheben Sie Ideen, Befürchtungen und Erwartungen in Bezug auf das Problem und eine mögliche Behandlung.
- Skizzieren Sie die Verhaltens- bzw. Behandlungsoptionen.
- Identifizieren Sie gemeinsam das favorisierte Modell und bieten Sie entsprechende Informationen an.
- Prüfen Sie immer wieder, wie die Informationen ankommen. Welche Reaktionen zeigt der Patient?
- Welches Maß an Mitverantwortung akzeptiert der Patient?
- Diskutieren und treffen Sie eine gemeinsame Entscheidung.
- Vereinbaren Sie weitere Treffen.

Nicht jede in diesem Sinne gelungene Zieldiskussion hat eine Veränderung von Lebensgewohnheiten aufseiten des Patienten zur Folge. Ein optimaler Zieldiskussionsprozess kann im Extrem zu der gemeinsam getragenen Entscheidung führen, dass alles beim Alten bleibt: Der Patient hat sich mitgeteilt, der Behandler hat verstanden. Der Begriff der »Motivierenden Gesprächsführung« suggeriert – und so finden wir es auch oftmals in der einschlägigen Literatur wieder –, dass Motivierung letztendlich zu einer Verhaltensänderung führt. Dies ist jedoch nicht immer der Fall. > Entscheidungsfindung, Seiten 23, 155

Motivieren bedeutet ein interessiertes und einfühlendes Klären – nicht mehr und nicht weniger.

Wer im psychiatrischen Behandlungsumfeld tätig ist, wer mit chronischen Verläufen zu tun hat, der weiß, dass Veränderung – wenn überhaupt – ein sehr langsamer, kleinschrittiger Prozess ist, der sich vielen Hindernissen ausgesetzt sieht. Versuchen Sie einmal, einem herzkranken chronisch schizophrenen Patienten, der seit 25 Jahren »Kette« raucht, das Rauchen abzugewöhnen!

Es heißt für die Professionellen deshalb auch, die eigenen Ansprüche zu korrigieren, geduldiger zu sein, neugieriger auf die Innensichten der Patienten zu werden, Bescheidenheit und Demut aufzubringen.

Wir können oft nicht »heilen«, aber wir können ein Beziehungsmodell anbieten, das den Patienten auf Basis einer einfühlsamen und akzeptierenden Grundhaltung Spielräume zur Veränderung eröffnet. Oftmals ermöglicht uns nämlich erst das Erleben, auch ohne Veränderung wertgeschätzt zu werden, den ersten Schritt hin zu einer Veränderung.

Praxis der Motivierenden Gesprächsführung in der Psychiatrie

Luc Ciompi hat einmal in einem Interview gesagt, man müsse die Patienten lieben, um ihnen helfen zu können. Das ist vielleicht etwas viel verlangt, aber wenn wir davon ausgehen, dass Liebe nicht mehr und nicht weniger bedeutet als eine Form affektiver Zuwendung zum anderen, die über eine Mittel-Zweck-Abwägung hinausgeht, wenn wir uns gleichzeitig klarmachen, dass viele unserer Patienten in ihrer Lebensgeschichte an genau diesen Qualitäten menschlichen Miteinanders eklatanten Mangel erlebt haben, so erschließt sich die hohe Bedeutung einer von Respekt getragenen therapeutischen Grundhaltung. Die »liebenswerten« Seiten der Patientinnen und Patienten zu entdecken ist nicht immer leicht und gelingt auch nicht immer auf Anhieb. Ohne diesen wohlwollenden Blick auf das Gegenüber aber, und das wollte Ciompi vermutlich sagen, kann Helfen nicht gelingen. (Nach-)Reifung wird erst auf der Basis einer positiven, erwartungsfreien Wertschätzung möglich.

In diesem Kapitel werden wir einige typische Situationen des psychiatrischen Behandlungsalltags – sei es ambulant, teilstationär oder stationär – beleuchten. Wir haben solche Beispiele ausgewählt, die die Prozesse und Kernkompetenzen Motivierender Gesprächsführung deutlich machen und das Spektrum der potenziellen Interventionen möglichst umfassend abbilden.

Beginnen wollen wir jeweils mit einem Fallbeispiel, dem wir dann einige Hinweise zu idealtypischen Interventionen im Sinne der Motivierenden Gesprächsführung folgen lassen. Dabei werden wir auch auf Herausforderungen und Grenzen Motivierender Gesprächsführung eingehen.

Erstkontakt in der psychiatrischen Institutsambulanz

Herr B., ein 22-jähriger unverheirateter Mann, kommt mit Überweisung der Hausärztin in die psychiatrische Institutsambulanz. Die Mutter, bei der er lebt und die ihn auch zum Erstgespräch begleitet, berichtet, dass er in letzter Zeit seltsam geworden sei. Er spreche viel mit sich allein, sei sehr aggressiv geworden und habe sich mehr und mehr zurückgezogen, weil alle Menschen schlecht über ihn reden würden. Er höre auch nur noch bestimmte Musik, von der für ihn besondere Botschaften ausgingen. Er sei ein Einzelkind, sei noch nie in psychiatrischer Behandlung gewesen, die Trennung der Eltern und den Auszug des Vaters, als er elf Jahre alt war, habe er immer noch kaum verwunden. Schon während der Schulzeit, vor allem aber nach dem Abitur habe er nichts mehr unternommen, habe seine Hobbys aufgegeben und eigentlich nur noch zu Hause »rumgehangen«. Sie glaube, dass er viel Cannabis rauche, vielleicht auch noch andere Drogen nehme. Die diensthabende Ärztin sucht nach den ersten »schwallartigen« Schilderungen der Mutter das Gespräch mit dem Sohn.

REFLEXION UND BESTÄTIGUNG Sie greift die aktuelle Situation auf, spricht mögliche unangenehme Gefühle an und hebt gleichzeitig positiv hervor, dass der Sohn mitgekommen ist: »Herr B., das ist bestimmt keine schöne Situation jetzt, mit der Mutter in die psychiatrische Ambulanz zu kommen. Umso mehr schätze ich es, dass Sie sich darauf eingelassen haben. Wie geht es Ihnen denn jetzt, nach den Schilderungen Ihrer Mutter?«

OFFENE FRAGEN UND ZUHÖREN Es ist nicht hilfreich, in einer frühen Phase des Erstkontakts typische diagnostische Fragen zu den psychotischen Symptomen oder den Konsumgewohnheiten zu stellen, die den Raum für den Patienten sehr schnell sehr eng machen. Stattdessen empfiehlt es sich, mit einer Reihe offener Fragen zu beginnen:

»Wie denken Sie darüber, was Ihre Mutter gerade alles erzählt hat?« oder »Wie sieht denn ein typischer Tag bei Ihnen aus?«. Je nach Antwort können unterschiedliche Interventionen im Sinne des reflektierenden Zuhörens ein Bemühen um Verständnis signalisieren und eine gute Basis der therapeutischen Beziehung schaffen.

BEISPIEL

Variante 1:

HERR B. »Meine Mutter versteht mich nicht.«

ÄRZTIN »Sie hat keine Ahnung, was wirklich in Ihnen vorgeht?« Oder: »Und das ist schade.«

Variante 2:

HERR B. »Ich bin nicht verrückt.«

ÄRZTIN »Sie wehren sich gegen einen solchen Vorwurf.« Oder »Es ist nicht so, dass Sie keine Probleme im Leben sehen, aber mit so einem Stempel wollen Sie nicht versehen werden.«

Reflektierendes Zuhören verfolgt scheinbar keine Richtung, doch wie man an diesen kurzen Beispielen sieht, thematisiert man entweder die intrapsychische oder aber die soziale Dimension des Ganzen inklusive der Behandlungsbeziehung. Dies geschieht immer in einer begleitenden, nicht einer drängenden oder verhörenden Form.

Behandler haben oft die Sorge, dass sie für reflektierendes Zuhören zu wenig Zeit haben und dann nicht die nötigen Informationen bekommen. Das Gegenteil ist der Fall: Gutes reflektierendes Zuhören erzeugt deutlich mehr Bereitschaft zur Exploration aufseiten des Patienten. Die einzige Aufgabe der Behandler besteht darin, die Informationen zu sortieren und zu gewichten.

INFORMATIONEN GEBEN Sowohl Mutter als auch Sohn kennen die psychiatrische Diagnostik und Behandlung nicht, sind nicht vertraut mit der Nomenklatur. Hier ist es in einer frühen Phase des Kontakts wichtig, Informationen über das Diagnose- und Behandlungsspektrum zu geben: »Am Beginn steht die Diagnostik. Ich würde mir deshalb gerne zunächst einmal ein Bild darüber verschaffen, wie Sie, Herr B., über Ihr Leben denken, wie es verlaufen ist, wo es rund läuft, wo nicht, was Ihre Zukunftsideen sind. Dabei hätte ich auch eine Reihe Fragen zu den Punkten, die Ihre Mutter genannt hat. Dieses Gespräch würde ich gerne mit Ihnen allein führen, wir könnten dazu einen Termin in der nächsten Woche vereinbaren. Im Anschluss daran würde ich Ihnen eine Rückmeldung über meine Einschätzung geben und mit Ihnen das weitere Vorgehen besprechen. Gegebenenfalls würde ich Ihnen einige Behandlungsoptionen anbieten, über die wir dann im Detail sprechen. Dann könnte, wenn Sie wollen, auch Ihre Mutter wieder hinzukommen. Wichtig ist mir aber, dass am Ende nur Sie allein entscheiden, was gut für Sie ist und was nicht. Wie hört sich das für Sie an?«

ZUSAMMENFASSEN UND RATGEBEN Es könnte sich nach dem diagnostischen Gespräch aus Sicht der Ärztin als sinnvoll erweisen, dass der junge Mann sich in stationäre oder zumindest teilstationäre Behandlung begibt. Dies teilt ihm die Ärztin mit, in vollem Bewusstsein, dass er letztlich selbst entscheidet: »Herr B., nachdem wir nun länger miteinander gesprochen haben, erscheint es mir sinnvoll, dass Sie sich in Behandlung begeben. Sie sehen zwar nicht alles so dramatisch wie Ihre Mutter, aber Sie leiden selbst unter Ihrer Einsamkeit. Sie denken selbst manchmal, dass etwas mit Ihnen nicht stimme, und Sie haben Sorge, dass Sie sich Ihre Zukunft verbauen, wenn alles so weitergeht. Auch der übermäßige Cannabiskonsum der letzten Zeit bereitet Ihnen Sorgen. Habe ich das so richtig zusammengefasst? – Aus meiner Sicht sollten Sie sich auf einer unserer Stationen für Menschen mit allgemeinpsychiatrischen Störungen behandeln lassen. ›Behandlung‹ heißt Gespräche, Information, Austausch mit Gleichgesinnten, manchmal auch Medikation, Sport und vieles andere. Die Behandlungsdauer hängt davon ab, wie lange Sie meinen zu profitieren. Wie hört sich das für Sie an?«

MIT AMBIVALENZ UMGEHEN Häufig, gerade im Erstkontakt, äußern sich Patienten solchen Angeboten gegenüber ambivalent. Sie haben Angst vor dem Eingesperrtsein, vor Sedierung, Speichelfluss, Gewalt, Einsamkeit, Stigmatisierung. Der gut gemeinte Rat ist insofern meist erst der Anfang einer gemeinsamen Wegstrecke, an deren Ende eine gemeinsam getragene Entscheidung steht. Oftmals entspringt die von uns ausgesprochene Empfehlung eher dem Maximum des Erreichbaren, die letztendliche Entscheidung gleicht eher einem Kompromiss.

Es ist wichtig, dass wir sensibel sind für Äußerungen der Ambivalenz und diese aufnehmen mit offenen Fragen, die von Interesse am Gegenüber geleitet sind: »Herr B., ich sehe, Sie winken ab. Das können Sie sich gar nicht vorstellen. Erzählen Sie mir bitte von Ihren Bedenken. Was spricht gegen eine stationäre Behandlung?« Dem kann nach ausreichender Würdigung auch die Frage nach der Alternative folgen: »Herr B., Sie haben mir nun einiges genannt, was gegen eine stationäre Behandlung spricht. Gibt es denn aus Ihrer Sicht auch etwas, was dafürspricht? Also, könnte eine stationäre Behandlung auch ihre guten Seiten haben?« Wichtig ist, dem Patienten deutlich zu machen, dass Ambivalenz normal ist und dass manche Entscheidungen etwas Zeit brauchen.

GEMEINSAM ÜBER ZIELE NACHDENKEN Einige Patienten werden zu diesem Zeitpunkt den Kontakt abbrechen. Mit anderen ist es möglich, gewissermaßen in Verhandlungen zu treten. Es gilt, Spielräume und Optionen zu skizzieren, innerhalb derer der Patient eine für sich passende Entscheidung fällen kann.

Eine solche Diskussion muss in vollem Bewusstsein der Ambivalenz geführt werden. Man darf hier nicht zu früh auf Lösungen oder Entscheidungen drängen. Das würde nur Sustain Talk aufseiten des Patienten provozieren. Behandlungsoptionen sollten im Konjunktiv ausgesprochen werden: »Wenn Sie sich zum Beispiel entscheiden würden, nicht auf eine Station, sondern in eine Tagesklinik zu gehen, welchen Nutzen könnte das für Sie haben? Wo könnte auch das schwierig werden? Und wie könnten Sie dem begegnen?«

KLEINE ZIELE VEREINBAREN Meist sind die mit Patienten zu vereinbarenden Ziele kleiner, als man es sich wünscht. Dies nicht als Misserfolg zu deuten, sondern als »ersten Schritt auf einer Reise von tausend Meilen«, um noch einmal das chinesische Sprichwort zu zitieren, erleichtert uns das Arbeiten. In der Psychiatrie geht es oft nicht um so etwas wie »Heilung«, oft nicht um den ganz großen Wurf, sondern um kleine Schritte der Linderung, des etwas gesünderen und etwas zufriedeneren Lebens. So könnte beim hier behandelten Patienten das wohlgestaltete kleine Ziel darin bestehen, dass er sich das alles zu Hause noch einmal überlegt und einen nächsten Termin akzeptiert, vielleicht dann mit der Option, sich die Tagesklinik einmal anzuschauen.

Im ambulanten Erstkontakt geht es darum, nötige Informationen zu geben, den Klienten zu verstehen, und zwar auch mit seinen Ambivalenzen, und dann kleine erste Ziele miteinander zu entwickeln.

Erstkontakt im stationären Rahmen als Folge einer Notaufnahme

Herr K., ein 32-jähriger Mann türkischer Abstammung, wurde in der Nacht von Polizei und Rettungsdienst mit Antrag auf PsychKG in die Psychiatrie gebracht. Er war zuvor in der Stadt auf den Straßenbahnschienen sitzend aufgefunden worden, hatte Suizidabsichten geäußert und war stark alkoholisiert. Er hatte sich massiv gegen die Mitnahme gewehrt und war schließlich in Handschellen abgeführt worden. In der Nacht ließ er sich nach langem Zögern schließlich darauf ein, freiwillig bis zur Ausnüchterung und einem geordneten Gespräch zu bleiben.

Am nächsten Vormittag findet eine oberärztliche Visite statt, in der es unter forensischen Gesichtspunkten vor allem um die Abklärung von Eigen- und Fremdgefährdung, aber auch um die weitere Perspektive gehen sollte.

ERLÄUTERUNG DES AUFTRAGS Zu Beginn sollten die wesentlichen Ziele dieser Visite benannt werden: »Herr K., Sie sind in der Nacht von Polizei und Rettungsdienst hierhergebracht worden, nachdem Sie sich in suizidaler Absicht auf die Straßenbahnschienen gesetzt hatten. Sie waren dabei stark angetrunken. Ich möchte heute mit Ihnen klären, inwieweit diese Selbsttötungsabsichten noch bestehen. Darüber hinaus will ich aber auch verstehen, was Sie überhaupt dazu gebracht hat. Am Ende unseres Gesprächs würde ich gerne mit Ihnen etwas nach vorne schauen und darüber nachdenken, wie es weitergeht. Wie hört sich das für Sie an?«

REFLEXION DER ZWANGSSITUATION Es empfiehlt sich, zu Beginn die Zwangssituation während der Nacht aufzugreifen und Verständnis dafür zu signalisieren, dass das eine unangenehme Situation gewesen sein muss: »Dass Sie in Handschellen hierher gebracht wurden, muss sehr unangenehm für Sie gewesen sein.«

OFFENE FRAGEN Insbesondere in einem Erstkontakt, in dem Patienten oftmals misstrauisch und vorsichtig sind, empfiehlt es sich, die Gesprächsatmosphäre zu lockern, dem Patienten zu signalisieren, dass man sein Verhalten verstehen möchte, in jedem Falle aber zu vermeiden, dass eine Art »Verhöratmosphäre« entsteht: »Was hat dazu geführt, dass Sie in eine solche Situation gekommen sind?« – »Wie ist es in den letzten Tagen gelaufen?« Zum Ende der Visite ist es natürlich wichtig, die weitere Perspektive abzuklären. Auch hier sind zunächst offene Fragen angezeigt: »Was ist Ihre Idee, wie Sie aus der Krise wieder herausfinden?« – »Wie soll es weitergehen?« – »Wie können wir Ihnen behilflich sein?«

INFORMATIONEN GEBEN Gerade im Erstkontakt und gerade in der Psychiatrie, die für viele Patienten nach wie vor mit einem Stigma versehen ist, ist es wichtig, über eine sachliche Information für Entspannung, für »Normalisierung« zu sorgen: »Herr K., Sie sind das erste Mal in der Psychiatrie. Wahrscheinlich haben Sie nie hierher gewollt und haben allerlei Fantasien, was hier passieren kann. Ich will Ihnen kurz schildern, was wir Ihnen hier anbieten können. Also, erst mal können Sie sich körperlich etwas erholen und Abstand zu den Problemen draußen gewinnen. Im Laufe des Tages wird ein Amtsrichter kommen und mit Ihnen über Ihre Suizidalität sprechen. So lange müssen Sie auf jeden Fall hier bleiben. In dieser Zeit können Sie mit Mitarbeitern, zu denen Sie Vertrauen haben, über Ihre Situation draußen sprechen und so ein paar gute Ideen entwickeln. Wenn Sie wollen, können wir auch Ihre Angehörigen oder andere Ihnen wichtige Menschen einladen. Medikamente vergeben wir nicht automatisch. Im Moment sehe ich auch keinen Grund, das zu tun. Wie hört sich das für Sie an?«

Immer wenn wir Informationen gegeben haben, sollten wir uns im Anschluss rückversichern, wie die Informationen angekommen sind. Manchmal bleiben Patienten an einem einzigen Wort hängen, zum Beispiel bei »Amtsrichter« oder »Medikamente«, und alle anderen Informationen sind an Ihnen vorbeigerauscht. Dies ist an sich nicht weiter schlimm, wir sollten aber zumindest den Kontakt wiederherstellen.

NOTFALLUMSTÄNDE In Notfallsituationen müssen wir uns einen klaren Eindruck darüber verschaffen, inwieweit es prinzipiell möglich ist, den Patienten wieder zu entlassen, wenn dieser es will. Die Dinge sind offen, deutlich und ohne Wertung vorzutragen und mit einer offenen Frage einzuleiten: »Herr K., Sie wollten in der Nacht Ihrem Leben ein Ende setzen. Wie denken Sie heute darüber?«

Es kann notwendig sein, im weiteren Verlauf deutlich zu machen, dass man den Patienten nicht gehen lassen werde, wenn er sich nicht klar und nachvollziehbar von seinen Suizidabsichten distanziert: »Wenn wir den Eindruck haben, dass Sie sich weiterhin etwas antun wollten, würden wir Sie nicht gehen lassen und dies auch dem Richter so mitteilen. Wir würden Sie notfalls – vorausgesetzt, der Richter sieht das auch so – gegen Ihren Willen hierbehalten. Uns wäre allerdings viel lieber, wenn wir das vermeiden könnten. Im Moment haben wir nicht den Eindruck, dass Sie schon über die Krise hinweg sind. Daher würden wir uns freuen, wenn Sie das auch so sähen und sich darauf einließen, ein paar Tage freiwillig hierzubleiben und mit uns gemeinsam über Ihre Situation nachzudenken. Wie klingt das für Sie?« Objektiv betrachtet kann sich der Patient nach wie vor nicht hundertprozentig freiwillig entscheiden, subjektiv ermöglicht ein solches Vorgehen allerdings eine Teilautonomie, und die kann für den weiteren Behandlungsverlauf eine entscheidende Basis darstellen.

VORZEITIGES BEHANDLUNGSENDE In einigen Fällen beenden Patienten bei klarer Distanzierung von Eigen- oder Fremdaggression die Behandlung umgehend. Sie sprechen sich gegen eine freiwillige Weiterbehandlung aus und sind einer Behandlung gegenüber verschlossen. > Absichtslosigkeit, Seiten 45 ff.

Eine abschließende Intervention könnte dann folgendermaßen lauten: »Herr K., Sie haben sich entschieden zu gehen. Wir hätten es gerne gesehen, wenn Sie noch geblieben wären, um einmal mit Abstand und in Ruhe über Ihre Lebenssituation nachzudenken. Wir respektieren Ihre Entscheidung, Sie haben Ihre guten Gründe dafür.

Sollten Sie zu einem späteren Zeitpunkt den Eindruck haben, dass wir Sie unterstützen können, dann können Sie sich gerne über die Ambulanz wieder bei uns melden.«

Manchmal kann es sinnvoll sein – zuweilen auch für den Behandler –, der eigenen Sorge Ausdruck zu verleihen: »Wir haben verstanden, dass Sie jetzt nicht hierbleiben können. Eine wirklich gute Lösung ist das aus unserer Sicht – und ich glaube auch aus Ihrer – nicht. Vielleicht gibt es im Moment aber auch keine gute. Wir machen uns allerdings ernste Sorgen um Sie und wünschen Ihnen, dass Sie die Kraft haben, sich frühzeitig zu melden, falls es nicht gut läuft.«

Im stationären Erstkontakt bei Notfallaufnahme steht zunächst die Auftragsklärung im Zentrum und ggf. die Bedingungen der Zwangsmaßnahmen. Eine eventuelle Eigen- oder Fremdgefährdung sind mittels eines offenen, aber gezielten Fragens einzuschätzen.

Klärung der Anschlussperspektive

Herr M., ein 36-jähriger, in der Klinik gut bekannter Patient mit der Doppeldiagnose Psychose und Opiatabhängigkeit, war schon mehrfach notfallmäßig in der Klinik aufgenommen und auf eigenen Wunsch wieder entlassen worden. Aktuell nimmt er an einem Methadonprogramm teil, ohne allerdings auf den Beikonsum illegaler Drogen zu verzichten. Er wird erneut notfallmäßig mit richterlichem Beschluss aufgenommen, nachdem er seiner Freundin im Streit gedroht hatte, ihr und anderen etwas anzutun. Er hatte sich schon Stichwaffen besorgt. Mit Einweisung in die Klinik wird ihm sein Zimmer in einer Einrichtung der Wohnungslosenhilfe gekündigt. Nach der Aufnahme entspannt sich der Patient deutlich und erklärt sich bereit, freiwillig zu bleiben.

Die Sozialarbeiterin spricht einige Tage später mit ihm über die Ereignisse der letzten Zeit und über seine weiteren Perspektiven.

OFFENE FRAGEN ZU BEGINN Auch wenn der Patient schon lange bekannt ist, empfiehlt es sich immer, mit einer offenen, interessierten Einstiegsfrage zu beginnen. Insbesondere in Situationen, in denen nicht das Eigeninteresse des Patienten, sondern viele andere Interessen zu einer Aufnahme geführt haben, ist es wichtig, dem Patienten zu vermitteln, dass seine Sicht auf die Dinge wichtig ist, dass man an seiner persönlichen Schilderung der Ereignisse und seiner persönlichen Interpretation interessiert ist. Als Mitarbeiter einer aufnehmenden Klinik steht man in einer solchen Situation immer in der Gefahr, dass man vonseiten des Patienten als eine der ihn kontrollierenden »Mächte« wahrgenommen wird. Dem kann man nur begegnen, indem man konsequent die individuelle Sicht abfragt: »Herr M., wir haben von den Kollegen, die Sie hierhergebracht haben, aber auch von den Kollegen aus der Wohnungslosenhilfe einiges gehört, was in den letzten Tagen passiert ist. Wir wollen Ihnen behilflich sein, aus der misslichen Lage wieder herauszukommen. Dazu interessiert uns erst einmal am meisten, wie Sie selbst die Entwicklung der letzten Zeit sehen. Wie ist es denn dazu gekommen, dass Sie jetzt hier sind?«

ZUHÖREN UND ZUSAMMENFASSEN Je nachdem wie gesprächig der Patient ist und wie geordnet er berichtet, sollten wir in dieser Situation, wann immer möglich, reflektierend zuhören und zusammenfassend strukturieren: »Lassen Sie mich einmal zusammenfassen, was ich verstanden habe. Sie haben seit einiger Zeit eine Beziehung zu einer Frau, die mit Ihnen in der Werkstatt arbeitet. In den letzten Wochen hatten Sie das Gefühl, dass Ihre Partnerin noch eine andere Beziehung hat. Sie haben mehrfach Kokain konsumiert und für Ihre Verhältnisse viel Alkohol getrunken. Das Methadon haben Sie ein paar Mal nicht abgeholt. In den letzten Tagen hat sich das Gefühl, dass Ihre Partnerin einen anderen Mann hat, so verstärkt, dass Sie immer aggressiver geworden sind und sich zwei Stichwaffen besorgt haben. Sie haben Gewalt angedroht, waren sich aber nicht sicher, ob Sie sie auch ausüben würden. Habe ich alles richtig verstanden?«

In einer solchen Situation könnte man als Professioneller, der einen gesellschaftlich übertragenen Sicherstellungsauftrag wahrnimmt, schnell Position beziehen und die Rolle des »Anklägers« oder »Richters« einnehmen. Motivierende Gesprächsführung verlangt hier allerdings, genau das nicht zu tun. Zum einen haben das andere schon übernommen, zum anderen ist für die repressiven Aspekte des Klinikaufenthaltes später immer noch Zeit. Jetzt geht es zunächst einmal darum, die Haltung des Patienten zu begreifen, seine Not zu verstehen und ihm zu signalisieren, dass wir mit ihm zusammenarbeiten wollen.

PERSPEKTIVISCHE SCHLÜSSELFRAGEN Nach Abklingen der akuten Krise einige Tage später ist es wichtig, mit dem Patienten über die weitere Perspektive zu sprechen. Auch hier kann es sein, dass schon einige Ideen im Raume stehen, letztendlich wird es aber der Patient sein, der sie umsetzen muss. Insofern ergibt es Sinn, zunächst nach seinen Vorstellungen zu fragen: »Herr M., Sie sind jetzt eine Woche hier und wir würden gerne mit Ihnen über Ihre weiteren Perspektiven sprechen, insbesondere was Ihre Wohnsituation anbelangt. Das Zimmer in der Wohnungslosenhilfe ist Ihnen ja gekündigt worden. Sie haben wahrscheinlich auch schon darüber nachgedacht, wie es für Sie weitergehen kann. Was sind Ihre Ideen?« Oder: »Wie wäre eine Wohnsituation, die Sie zufriedenstellt?« Oder auch :»Was wollen Sie tun, wenn Sie hier entlassen werden?«

EIGENE MEINUNG ZURÜCKHALTEN Oft haben wir selbst eine Idee, insbesondere wenn wir den Patienten schon etwas länger kennen, wie in diesem Fall. Nehmen wir einmal an, er antwortet auf die obigen Fragen mit »Weiß nicht« oder »Keine Ahnung« oder gar »Was meinen Sie denn?«, dann sollten wir nicht zu schnell darauf eingehen und unsere »guten Ideen« präsentieren, sondern zunächst seine Eigenverantwortung betonen: »Ich habe eine Idee und ich werde sie Ihnen auch gleich mitteilen, vorher aber würde ich gerne Ihre Ideen hören, und seien sie auch noch so unausgereift. Schließlich müssen Sie sie am Ende da draußen umsetzen.« Eine solche Haltung schützt uns davor, nicht in die sogenannte Experten-Falle zu treten.

EXPERTEN-FALLE VERMEIDEN Patienten stellen in der Regel nicht bewusst Fallen auf, in die wir treten sollen, dennoch sind mit der klassischen Rollen- und Aufgabenverteilung in klinischen Situationen automatisch Fallen verbunden. Eine davon ist die sogenannte Experten-Falle, die eine Kombination aus erlernter oder auch gespielter Hilflosigkeit des Patienten und unserem eigenen narzisstischen Wunsch nach Großartigkeit und Machtausübung darstellt. Manch einer (die Autoren eingeschlossen) wird die unangenehme Erfahrung gemacht haben, dass er sich aufgerufen fühlte, eine gute Idee zu präsentieren, einen objektiv richtigen Plan zu entwickeln oder gar aktiv einiges für den Patienten zu organisieren, dass letztlich der Patient sich aber für einen ganz anderen Weg entschied. Unsere Begeisterung für unsere eigene Idee schlägt dann schnell um in Aggressivität gegenüber dem Patienten: »Dann soll er doch selbst sehen!« Damit dies nicht passiert, sollten wir unser Expertentum anders definieren. Wir sind vorrangig nicht Experten für eine gute Lösung, sondern Experten für eine gute Klärung der Interessen des Patienten. Dabei kann unser Wissen über Lösungsoptionen durchaus eine Rolle spielen, aber eher im Sinne einer Information im Klärungsprozess als im Sinne einer Weichenstellung.

EIGENE MEINUNG Wenn wir dem Patienten Zeit gegeben haben, seine eigenen Ideen zu präsentieren, und nun zu wissen meinen, welcher Weg der für ichn richtige und jetzt angezeigte ist, dann können wir unsere Idee in den Klärungsprozess einbringen: »Herr M., wir kennen uns nun ja schon eine Weile. Und so, wie ich die Entwicklung der letzten Zeit sehe, kann es so eigentlich nicht mehr weitergehen. Darf ich Ihnen mal meine Idee schildern, was nun für Sie anstehen sollte?«

Nehmen wir einmal an, der Patient stimmt dem zu: »Ja, ist in Ordnung, das muss ich ja hinterher nicht so machen, wie Sie das wollen«, dann könnten wir fortfahren: »Ich hielte es für am besten, wenn Sie sich ein paar Monate in einen stationären Rahmen begeben würden. Wir haben schon mal über das X-Haus gesprochen. Dort hätten Sie zum einen Ihre Ruhe, zum anderen hätten Sie bei Bedarf jemanden, mit dem Sie sprechen könnten. Sie würden weiterhin in die Werkstatt gehen, in die Sie auch jetzt gehen, und Sie würden weiterhin bei Dr. B. substituiert werden.«

Die eigene Meinung ist zu bewerten wie eine weitere Information im Klärungsprozess. Deshalb muss mit ihr genauso umgegangen werden wie mit anderen Informationen auch: »Sie haben nun meine Idee gehört. Was halten Sie davon?«

Diese Frage ist keine rhetorische, ist nicht als »kalte Technik« zu verstehen, sondern ist ernst gemeint. Sie spiegelt die Grundhaltung, dass Patienten uns zwar als Klärungshelfer nutzen, aber auch eine Fülle von anderen Informationen, Erwartungen, Werten und Motiven verarbeiten und so ihren eigenen Weg finden. Wenn wir unseren Job gut machen, können wir sie auf diesem Weg ein Stück begleiten.

DISKREPANZEN RÜCKMELDEN Im konkreten Fall reagiert der Patient sehr ambivalent auf den Vorschlag, in eine Einrichtung der stationären Eingliederungshilfe zu gehen. Er äußert mürrisch, dass er auf keinen Fall eingesperrt sein will. Er habe außerdem schon viel Schlechtes über das Haus gehört. Er wolle am liebsten allein wohnen und seine Ruhe haben.

An dieser Stelle könnte man sich aufgerufen fühlen, dem Patienten »den Kopf zu waschen«: »Herr M., Sie wollen allein wohnen und Ihre Ruhe haben? Sie haben doch gesehen, wohin das geführt hat! Sie haben schon ewig nicht mehr allein gewohnt, und das letzte Mal haben Sie Ihre Wohnung in Brand gesteckt und das ganze Haus noch dazu. Beinahe hätten Sie andere Menschen getötet!«

Das mag alles stimmen, dennoch ist es ratsam, behutsamer vorzugehen, die Autonomie des Patienten zu akzeptieren und es nicht zum Kontaktabbruch kommen zu lassen. Es sollte keine Atmosphäre der Rechtfertigung, des Sich-wehren-Müssens entstehen, stattdessen eine, in der sachlich um die gute Idee gerungen werden kann: »Herr M., ich habe verstanden, dass Sie am liebsten allein wohnen und Ihre Ruhe haben möchten, dass ein Wohnen in einer betreuten Einrichtung für Sie im Moment sehr abschreckend klingt. Gleichzeitig kenne ich Sie ja nun schon eine Weile und weiß von Ihnen, dass Sie zuletzt vor drei Jahren allein gewohnt haben und dass es Ihnen da oft sehr schlecht ging. Am Ende war es ja dann sogar noch ziemlich dramatisch. Also, wie passt das beides für Sie zusammen – Ihre nicht so guten Erfahrungen mit dem Alleinwohnen und Ihre jetzige Idee, genau das zu tun?«

Derartige Diskrepanzen einzubringen, ohne sie zu bewerten oder Stellung zu beziehen, ist eine echte Herausforderung. Es gilt, den eigenen spontanen Impulsen zu widerstehen und sich darauf zu besinnen, dass ein Streit mit dem Patienten im »Beweisführungsstil« letztendlich eine personifizierte Externalisierung einer internen Ambivalenz des Patienten wäre: Er übernimmt eine Seite, wir die andere.

Oft ist dem Patienten durchaus bewusst, dass seine Idee eine völlig unausgegorene ist. Dass er diese dennoch in einer konkreten Gesprächssituation äußert, dazu bedarf es der Sicherheit, dass wir seine Wünsche wahrnehmen, wertschätzen und berücksichtigen. In diesem Sinne nehmen wir eine unabhängige dritte Position ein und blicken auf beide Seiten der Medaille.

KONKRETE PLÄNE ENTWICKELN Wie schon beschrieben, sind wohl gestaltete Ziele oftmals kleiner, als wir sie uns wünschen würden.

Im konkreten Fall wäre es sicher ein Erfolg, wenn der Patient sich bereiterklärt, sich das X-Haus einmal anzuschauen. Dies wäre dann der nächste Schritt. Parallel müsste darüber nachgedacht werden, was im Falle des Zuspruchs, aber auch im Falle der Ablehnung geschehen soll: »Herr M., Sie können sich darauf einlassen, sich das X-Haus einmal anzusehen. Das freut mich, wo Sie doch anfangs total ablehnend waren. Sie machen im Anschluss an diese Visite mit der Sozialarbeiterin einen Termin für die kommende Woche aus. Ich würde gerne jetzt noch mit Ihnen vordenken, was danach passiert. Nehmen wir einmal an, Ihnen würde das Haus nicht zusagen. Was ist Ihre Idee, wie es dann weitergeht? Wie wollten Sie in der allernächsten Zukunft wohnen? Hier können Sie allenfalls noch zwei Wochen bleiben. Und was ist mit dem anderen Fall? Nehmen wir einmal an, Ihnen sagt das Haus zu, wie soll es dann weitergehen?«

Offene Fragen sind auch hier zunächst wieder das Mittel der Wahl. Dem kann eine Passage der Informationsweitergabe folgen, etwa zu städtischen Unterkünften oder zum Prozedere der Hilfeplanerstellung für den Antrag auf stationäre Eingliederungshilfe. Immer sollte am Ende des Gesprächs eine Zusammenfassung folgen: »Herr M., Sie schauen sich in der kommenden Woche das X-Haus an und entscheiden dann, ob das für Sie infrage kommt. Falls nicht, würden Sie unmittelbar nach Ablauf des richterlichen Beschlusses entlassen und hätten die Möglichkeit, in die städtische Unterkunft in der Innenstadt zu ziehen. Dies würden wir dann mit Ihnen gemeinsam vorbereiten. Falls das X-Haus für Sie infrage kommt, würden wir umgehend mit Ihnen den Hilfeplan erstellen und mit der Wohnungslosenhilfe sprechen, ob Sie übergangsweise noch mal in Ihr altes Zimmer zurück könnten, bis der Sozialhilfeträger über den Antrag entschieden hat. Für diese Zeit würden wir dann einige engmaschige Kontakte vereinbaren, damit die Situation nicht wieder so eskaliert wie zuletzt. Habe ich das so richtig zusammengefasst?«

Wir übernehmen also auch Verantwortung für die »schlechtere« Lösung und respektieren die Gründe des Patienten. In einem ähnlich gelagerten Fall, mit dem wir vor einigen Jahren zu tun hatten, antwortete ein chronisch alkoholabhängiger Patient auf den Einwurf, dass er doch jetzt seit Monaten in seiner Wohnung nicht klarkäme und alles für einen Umzug in ein Heim spräche: »Wissen Sie, das ist jetzt seit 25 Jahren wieder die erste eigene Wohnung, in der ich lebe, die ich nach meinem eigenen Geschmack eingerichtet habe. Ja, ich weiß, dass immer wieder einiges schiefläuft. Aber ich habe so lange Platte gemacht oder habe in Unterkünften gewohnt. Ich bin Eigenbrötler – und dickköpfig. Ich bin jetzt eigentlich oft ganz glücklich. Und wenn es hart auf hart kommt, sterbe ich lieber in meiner eigenen Wohnung, als dass ich ins Heim gehe.« Wir hatten seine guten Gründe verstanden!

Um die Anschlussperspektive nach einer (stationären) Behandlung zu klären, sollten eigene Meinungen der Helfenden zurückgehalten werden, wahrgenommene Diskrepanzen allerdings ausgesprochen werden. Erst so kann eine realistische Planung beginnen.

Psychopharmaka – Vorteile und Nachteile

Frau P., die 38-jährige verheiratete Mutter von zwei Kindern, leidet seit vielen Jahren an einer bipolaren Störung. Sie hat schon viele Klinikaufenthalte hinter sich, in denen ihr verschiedenste Medikamente (Antipsychotika, Mood Stabilizer, Antidepressiva) angeboten wurden, die sie dann in der Folge mehr oder weniger diszipliniert eingenommen hat. Aktuell ist sie in der Klinik, weil sie vor einigen Monaten alle Medikamente wieder einmal abgesetzt hat und in eine schwere manische Krise geraten ist.

Das erste Gespräch mit der Bezugspflegekraft, die sie schon seit Jahren gut kennt, dient vor allem der Frage nach den subjektiv guten

Gründen für das Absetzen der Medikamente und den Ideen, die die Patientin für die Zukunft hat.

OFFENES FRAGEN UND ZUHÖREN »Frau P., Sie sind hierhergekommen, nachdem Ihre Familie gesagt hatte, so ginge es nicht mehr weiter. Sie hatten vor zwei Monaten Ihre Medikamente abgesetzt, es ganz ohne versucht, haben sich aber dann zunehmend mehr verzettelt und bekamen die Alltagsaufgaben nicht mehr gut hintereinander. Was waren Ihre persönlichen Gründe, die Medikamente abzusetzen?« Hier ist es wichtig, der Patientin zu signalisieren, dass wir weder die Sicht der Familie teilen noch Vertreter der Pharmaindustrie sind, sondern dass unsere einzig Aufgabe darin besteht, der Patientin zu helfen, ihr Leben wieder besser in den Griff zu bekommen und das, was ihr wichtig ist, nicht zu gefährden: »Ihr Mann und Ihre 14-jährige Tochter haben im Aufnahmegespräch gesagt, so ginge es nicht mehr weiter, Sie sollten Ihre Medikamente wieder einnehmen. Was sagen Sie dazu? Wie denken Sie darüber?«

AMBIVALENZ Nehmen wir einmal an, die Patientin spricht im weiteren Verlauf über Probleme mit der Gewichtszunahme, über enttäuschte Erwartungen, was den erholsamen Nachtschlaf anbelangt, über Schamgefühle in der Apotheke und vieles mehr. Nehmen wir weiterhin an, dass die Familie der Patientin wichtig ist, dass sie ihre Verantwortung in der Familie wieder übernimmt, dann haben wir es hier mit einer offenen, ungeklärten und ambivalenten Situation bezüglich der Absichtsbildung zu tun. > Phasen der Veränderung, Seiten 45, 135

VORTEIL-NACHTEIL-LISTE In einer solchen Phase bietet es sich an, nicht zu schnell nach einer guten Lösung zu suchen, sondern die relevanten Aspekte im Feld gründlich zu erheben. Eine Vorteil-Nachteil-Liste der Einnahme von Medikamenten wäre hier das Mittel der Wahl: »Frau P., ich habe verstanden, dass für Sie vieles gegen eine Einnahme der Medikamente spricht, so wie sie Ihnen zuletzt verordnet worden sind. Gleichzeitig spüren Sie, dass es ganz ohne auch nicht geht. Das ist also eine schwierige Entscheidung, vor der Sie stehen. Wir sollten deswegen nichts überstürzen. Wie wäre es, wenn Sie mal bis zu unserem nächsten Gespräch in Ruhe aufschreiben, was für eine Medikation spricht, so wie sie zuletzt war, und was dagegen. Dies könnte sinnvoll sein, um nichts Wichtiges zu vergessen. Schließlich wollen wir hier mit Ihnen eine gute Idee entwickeln, die länger hält als die letzte. Was halten Sie davon?«

Wenn die Patientin zum nächsten Gespräch eine Liste mit Vor- und Nachteilen der Einnahme von Medikamenten mitbringt, sollten wir sie zunächst einmal auf Vollständigkeit überprüfen und die Patientin fragen, ob ihr nach Ausfüllen der Liste vielleicht noch ein Vorteil oder ein Nachteil eingefallen ist, denn dann sollte sie ihn noch ergänzen.

Wir können hier auch Angebote machen und Anregungen geben, ohne zu drängen: »Frau P., ich habe schon von vielen anderen Patienten gehört, und das ist ja vielleicht ein etwas unangenehmer Punkt, dass die Freude an der Sexualität nachlässt, wenn man solche Medikamente einnimmt. Wie ist das bei Ihnen?« Oder auch: »Frau P., Sie haben mir mal erzählt, dass Sie unter Medikamenten insgesamt ruhiger sind und die Gespräche mit Ihrem Mann dann besser verlaufen. Sehen Sie das noch immer so?« Bejaht sie jeweils, bitten wir sie, diese Aspekte der Liste hinzuzufügen.

Im nächsten Schritt bitten wir die Patientin darum, die einzelnen von ihr zusammengetragenen Aspekte zu gewichten: »Alle Aspekte, die Sie hier notiert haben, sind wichtig, einige allerdings mehr als andere. Können Sie nun einmal jedem Aspekt ein Gewicht geben, so wie die unterschiedlichen Gewichte beim Gemüsehändler auf dem Markt? Sie haben zehn Gewichte zur Verfügung, 1 bedeutet ein kleines Gewicht, 10 ist ein sehr großes Gewicht. Ist ein Aspekt Ihnen also sehr wichtig, geben Sie eine 10 oder eine 9, ist Ihnen ein Aspekt ein ganz bisschen wichtig, geben Sie eine 1 oder eine 2. Ebenso verfahren Sie mit den mittelwichtigen Aspekten. So erhalten wir dann am Ende eine Liste, in der jeder Aspekt ein Gewicht erhält.«

Wichtig ist hier, dass die Patientin entscheidet, was wie wichtig ist. Wir sind nur Begleiter dieses Prozesses. Ist dies geschehen, summieren wir auf jeder Seite die Werte und erhalten am Ende ein Ergebnis, das die innere Ambivalenz der Patientin gegenüber der Einnahme von Medikamenten widerspiegelt.

ABBILDUNG 7

Vor- und Nachteile der Medikamenteneinnahme für Frau P.

Vorteile der Einnahme von Medikamenten	Wert	Nachteile der Einnahme von Medikamenten	Wert
kann für meine Kinder da sein	10	nehme Gewicht zu	10
kriege den Haushalt geregelt	7	schlafe schlecht	8
kann mit meinem Mann sprechen	6	ist mir peinlich in der Apotheke	8
spare Geld	4	bin abhängig	7
komme mit den Nachbarn klar	5	habe keine Lust auf Sex	9
habe keinen Ärger mit dem Jugendamt	6		
gehe mal ins Kino	5		
	43		42

Bei der anschließenden Bewertung einer solchen Liste sind einige Punkte zu berücksichtigen:

- Die Skala 1 bis 10 ist willkürlich gesetzt. Skalieren wir mit einem höheren Maß, erhalten wir größere Unterschiede.
- Es handelt sich um eine Momentaufnahme. Die Liste und die Bewertung könnten in der kommenden Woche anders ausfallen.
- Eine unterschiedliche Anzahl von Aspekten bedeutet nicht unbedingt eine unterschiedliche Gewichtung. Wie man an diesem Bei-

spiel sieht (siehe Tabelle), stehen auf der Vorteilseite zwei Aspekte mehr, in der Gewichtung allerdings verschwindet der Unterschied. Im Extremfall könnte ein einziger Aspekt auf einer Seite alle Aspekte auf der anderen Seite aufwiegen.

- Die Relation beider Werte ist mit Vorsicht zu interpretieren. Angesichts der »weichen« Methodologie sind Unterschiede im einstelligen Bereich in jedem Falle zu vernachlässigen.

Das Erstellen der Liste erfüllt den Zweck, dass sich die Patientin intensiv mit sich auseinandersetzt. Gleichzeitig erhalten wir eine Fülle von Material, das für die weitere Planung von unschätzbarem Wert ist. Wenn wir es nämlich als Professionelle am liebsten sehen würden, dass die Patientin ihre Medikamente wieder einnimmt, so ist unser Hauptarbeitsfeld das der Nachteile. Für jeden der hier genannten Aspekte brauchen wir ein neues Konzept, eine neue Antwort: »Frau P., Sie haben nun die Liste fertig erstellt. Was denken Sie selbst, wenn Sie sich die Liste anschauen?«

Auch hier halten wir unsere eigene Meinung zunächst zurück. Werden wir danach gefragt oder fühlen uns aufgerufen, unsere Meinung mitzuteilen, könnten wir uns angesichts dieser Liste folgendermaßen äußern: »Aus meiner Sicht sieht es so aus, als ob ein ganzes Stück Arbeit vor Ihnen liegt, bis Sie zu einer stabilen Entscheidung finden können. Vorteile und Nachteile halten sich die Waage. Es gibt gute Gründe für eine Medikamenteneinnahme und es gibt gute Gründe dagegen. Ich würde Sie gerne dabei unterstützen, hier zu mehr Klarheit und vielleicht zu einer guten Idee zu finden. Wie klingt das für Sie? Was kann ich für Sie tun?«

Für das Abwägen des Für und Wider der Medikamenteneinnahme bietet sich ganz besonders die Arbeit mit Vorteil-Nachteil-Listen an.

Psychopharmaka: ein wohlgestaltetes Ziel finden, Verbindlichkeit stärken

Der 26-jährige alleinstehende Herr W. wohnt in einem Wohnheim und ist zurzeit arbeitslos, hat auch keine Ausbildung. Seit acht Jahren leidet er an psychotischen Symptomen wie Verfolgungswahn und Stimmenhören. Er wurde schon mehrfach stationär behandelt und hat verschiedenste Medikamente kennengelernt. Vor Ausbruch der ersten Psychose nahm er jahrelang verschiedenste Drogen genommen (Cannabis, Amphetamine, Kokain). In den vergangenen Jahren hat er immer wieder die Medikamente abgesetzt, um Drogen zu konsumieren und deren Wirkung zu spüren. Dies geschah auch in der Hoffnung, auf diesem Weg die Psychose besser zu steuern und unangenehme Nebenwirkungen zu vermeiden. Dabei kam es wiederholt zu psychotischen Schüben. Aber auch unter einer Medikation kam es zu psychotischen Episoden. Aktuell nimmt er Clozapin, Quetiapin und Mirtazapin. Risperidon und Chlorprothixen werden zurzeit ausgeschlichen. Die Psychose ist nach eigenen Aussagen nicht weg, aber »milde gestimmt«. Die Stimmen sind nur aktiv, wenn er sie gezielt anspricht.

Er wurde auf eigenen Wunsch zur Überprüfung der Medikation und zur Perspektivplanung stationär in der Psychiatrie aufgenommen. In mehreren Gesprächen mit dem Arzt, der Psychologin, dem Fachpfleger und der Sozialarbeiterin auf der Station wird die Frage der Einnahme der Medikamente thematisiert.

FRAGEN UND ZUSAMMENFASSUNGEN »Herr W., Sie sind zu uns gekommen, um – wie Sie sagen – einen ›klaren Plan‹ für Ihre Medikamente zu entwickeln. Sie hätten sich da selbst oft nicht konsequent verhalten. Wie ist es denn in den letzten Monaten gelaufen?« Der Patient erzählt nun, wie verbindlich er seine Medikamente eingenommen hat, wann er sie abgesetzt hat, welche Drogen er stattdessen eingenommen hat etc. Wichtig ist hier, dass wir als Behandler interessiert und neutral – gewissermaßen wie ein Protokollant – zunächst einmal aufnehmen, was passiert ist.

Im nächsten Schritt fragen wir nach den Veränderungsmotiven: »Was ist der Hauptgrund, dass Sie an diesem ›Muster‹ etwas ändern wollen? Was hat Sie letztendlich hergeführt?« Wir müssen uns dabei klarmachen, dass es keinen stichhaltigen Grund gibt, warum der Patient Medikamente einnehmen sollte. Er ist immer wieder psychotisch, sei es mit oder ohne Medikation. Wir können hier nur mit seinen eigenen, subjektiv bedeutsamen Motiven arbeiten.

Herr W. teilt uns mit, dass die Medikamente verschiedenste Nebenwirkungen aufweisen: Herzbeschwerden, fehlenden Antrieb, Appetitsteigerung, Gewichtszunahme, Zungen-Mund-Krämpfe, Müdigkeit, Depressionen, keine Lust auf Sexualität. Gleichzeitig verschaffe ihm die Einnahme von Cannabis und Kokain einige positive Effekte: Entspannung, Kick, Euphorie, Zeitvertreib, gutes Gefühl, eine gewisse Gleichgültigkeit gegenüber seiner Umgebung bei gleichzeitiger sozialer Einbettung in die Szene. Die Einnahme der Medikamente hatte aber auch positive Effekte: Sie mildern die Psychose ab, die Wahnvorstellungen sind ganz weg.

Am Ende dieser Klärungsphase fassen wir zusammen: »Herr W., ich möchte einmal zusammenfassen, was ich verstanden habe. Sie haben in den letzten Jahren viele Erfahrungen mit der Einnahme von Medikamenten gegen Ihre Psychose gemacht. Positiv an den Medikamenten ist, dass sie die Psychose abmildern, denn Sie haben große Angst vor einer ›richtigen‹ Psychose. Positiv ist auch, dass Sie keine Wahnvorstellungen mehr haben und sich somit normal in der Welt bewegen können. Negativ ist vor allem, dass die Nebenwirkungen Ihnen den Spaß am Leben nehmen und Sie keine Lust mehr haben, Ihren Interessen nachzugehen. Im Alltag vergessen Sie manchmal auch, die Medikamente zu nehmen, greifen dann zu den bekannten Drogen, die

Ihnen zumindest vorübergehend etwas Erleichterung verschaffen. Der Hauptgrund, regelmäßig Medikamente einzunehmen und dafür einen guten Plan zu entwickeln, ist, dass sie die schlimmen Auswüchse der Psychose damit im Griff haben. Sie brauchen aber noch ein paar Ideen, wie Sie das schaffen können. Habe ich Sie so richtig verstanden?«

WICHTIGKEIT UND ZUVERSICHT An dieser Stelle könnte es sinnvoll sein, die Bedeutsamkeit der Veränderung und die entsprechende Zuversicht mittels zweier Skalen (1 = nicht so wichtig, 10 = sehr wichtig) zu erheben. Auf die Frage: »Wie wichtig ist Ihnen die Einnahme von Psychopharmaka?«, antwortet der Patient: »7«, und begründet dies auf Nachfrage (»Warum nicht 6?« und »Warum nicht 8?«) damit, dass er große Angst vor einem erneuten Ausbruch der Psychose habe, dass ihn aber gleichzeitig die Nebenwirkungen daran hinderten, regelmäßig arbeiten zu gehen und Hobbys zu pflegen, zum Beispiel in Clubs Platten aufzulegen. Auf die Frage: »Wie zuversichtlich sind Sie, künftig regelmäßig und verbindlich Medikamente einzunehmen?«, antwortet der Patient: »5«, und begründet dies auf Nachfrage (»Warum nicht 4?« und »Warum nicht 6?«) damit, dass er zum einen gelernt habe, die Medikamente zu brauchen, dass er zum anderen aber nicht sicher sei, die Einnahme zu Hause auch konsequent hinzukriegen. Außerdem wolle er irgendwann komplett ohne Medikamente leben. > Zuversicht, Seiten 81 f., 86, 136, 145

ZUVERSICHT STÄRKEN An dieser Stelle empfiehlt es sich nicht, weiterhin gute Gründe dafür zu präsentieren, warum die Einnahme von Medikamenten wichtig und notwendig ist, sondern sich darauf zu konzentrieren, das Zutrauen des Patienten in die Umsetzung seiner Idee zu erhöhen. Dies verlangt als Erstes, dass ihm selbst und auch uns seine persönlichen Stärken deutlich werden: »Herr W., was sind Ihre persönlichen Stärken? Was können Sie gut? Was sagen andere, was Sie gut können? Und was davon könnte Sie bei Ihrem Vorhaben unterstützen, in nächster Zeit regelmäßig die Medikamente einzunehmen?« Auch die Frage nach sozialer Unterstützung der Pläne kann hier sehr hilfreich sein: »Herr W., wenn Sie sich jetzt vornehmen, konsequent und verbindlich mit sich umzugehen, wer wird Sie dabei unterstützen? Wen könnten Sie in Ihre Pläne mit einbeziehen?« Auch der Rückgriff auf frühere Bewältigungserfahrungen lohnt sich: »Sie haben schon mehrfach in Ihrem Leben schwierige Situationen bewältigt, haben sich schon öfter etwas vorgenommen und dann auch umgesetzt. Wie haben Sie das geschafft? Was hat Sie da stark gemacht? Und was davon könnten Sie heute noch nutzen?«

In einem nächsten Schritt sollten wir uns den Hindernissen, den unangenehmen Nebenwirkungen zuwenden und nach und nach positive Antworten finden. Beispielhaft sei hier die Gewichtszunahme thematisiert. Wir fragen zunächst offen nach eigenen Ideen: »Welche Ideen haben Sie, angesichts Ihres gesteigerten Appetits eine für Sie unangenehme Gewichtszunahme zu vermeiden?« In aller Regel, insbesondere bei – wie in diesem Fall – erfahrenen Patienten gibt es Ideen, allein, es mangelt an der Umsetzung. So könnte der Patient etwa antworten, dass er künftig mehr Obst essen wolle. Dies sollten wir sodann konkretisieren bis hin zur Obstsorte, zum Einkauf, aber auch zu Toleranzspielräumen (wie oft darf man »sündigen«). Manchmal ist es hilfreich, Informationen zu geben. Nicht jede Idee eines guten Plans muss vom Patienten selbst kommen. In diesem Fall kann man zum Beispiel auf Angebote der Ernährungsberatung hinweisen: »Es gibt beim XY-Verein eine Gruppe, die sich genau mit dieser Problematik befasst, kalorienarme Rezepte austauscht, aber auch Bewegungsangebote macht. Was halten Sie davon? Könnten Sie sich vorstellen, einmal diese Gruppe zu besuchen?«

Es lohnt sich, in dieser Form jede unerwünschte Nebenwirkung und Komplikation bei der regelmäßigen Medikamenteneinnahme zu besprechen und so nach und nach die Zuversicht des Patienten zu stärken, dass er einen realistischen Plan entwickeln kann.

Ein Plan besteht aus mehreren Schritten, die Teilziele beinhalten. Zunächst sind diese konkreten Ziele festzuhalten, dann sind die Maßnahmen auf dem Weg zu diesen Zielen zu ergreifen und durchzuhalten. Das fällt leichter, wenn man sich dazu Unterstützung holt. Die folgende Abbildung zeigt die Teilziele, die dazugehörigen Maßnahmen und die Ressourcen von Herrn W.

ABBILDUNG 8

Der Plan von Herrn W. zur Sicherstellung der regelmäßigen Medikamenteneinnahme

Ziele	Maßnahmen	Ressourcen, potenzielle Unterstützer
für 12 Monate Clozapin, Quetiapin und Mirtazapin wie verordnet einnehmen	regelmäßig zur Psychiaterin gehen, im Wohnheim kontrollieren lassen	Mitarbeiter im Wohnheim
Einnahme nicht vergessen	über Handy-Wecker erinnern lassen, Handy regelmäßig aufladen	Mitarbeiter im Wohnheim Freundin
feste Tagestruktur	zum Jobcenter gehen und sich um einen Praktikumsplatz bemühen	Mitarbeiter im Wohnheim Freundin
regelmäßige Gespräche	einmal wöchentlich ein Gespräch mit der Mitarbeiterin im Wohnheim vereinbaren	Erfahrung, dass das guttut
nicht zunehmen	Gruppe im XY-Verein regelmäßig aufsuchen	Erinnerung an das gute Gefühl, schlank und beweglich zu sein Freundin
(…)	(…)	(…)
langfristig: keine Medikamente mehr nehmen	ganz langsam ausschleichen	Familie Freundin Psychiaterin

Es ist sinnvoll, einen solchen Plan gemeinsam zu erstellen und zu verschriftlichen. Wenn möglich, sollten die beteiligten Personen im Vorfeld einbezogen werden. Darüber hinaus könnte ein zeitnaher Überprüfungszeitpunkt vereinbart werden, beispielsweise in vier Wochen – ebenfalls unter Beteiligung der nahen Bezugspersonen. Gerade am Anfang treten oft Schwierigkeiten auf. Wenn der Plan nicht oder nicht gut funktioniert, muss er korrigiert werden, möglichst bevor größere Misserfolge jede weitere Veränderungsmotivation zunichtemachen. Auch hier ist es von Behandlerseite aus notwendig, unbedingte Neutralität zu wahren und die subjektiven Möglichkeiten, Fähigkeiten und Grenzen des Patienten zu respektieren.

Zur Klärung des Medikamenteneinsatzes gehören offene Gespräche auch über die unerwünschten Nebenwirkungen und ihre Folgen im persönlichen und sozialen Leben.

Einhalten verbindlicher Strukturen im Betreuten Wohnen

Die 24-jährige ledige Frau S. wohnt seit sechs Monaten in einer kleinen Einrichtung des Betreuten Wohnens zusammen mit fünf anderen jungen Frauen. Bei ihr wurde schon vor Jahren eine emotional instabile Persönlichkeitsstörung und eine Essstörung (Bulimie) diagnostiziert. Ihre Familie wohnt 150 Kilometer entfernt und Frau S. hat vor Ort noch kein stabiles soziales Netz entwickeln können. Sie versucht zurzeit, ihr Fachabitur nachzumachen, und besucht dazu seit vier Monaten ein Oberstufenkolleg. Regelmäßig bleibt sie nachts lange weg und geht dann morgens nicht zur Schule. Das Erreichen des Klassenziels ist akut gefährdet.

Die Sozialarbeiterin des Hauses, zu der Frau S. ein vertrauensvolles Verhältnis hat, bittet die junge Frau, mit ihr über das Wohnen im Haus, ihre Ziele und ihre Ideen der Umsetzung zu sprechen. Die Bitte zum Gespräch wird in einem sanktionsfreien Ton vorgetragen, die Klientin sagt sofort zu.

STRUKTUR OFFENLEGEN Der Einstieg in das Gespräch sollte aufgrund der vermutlich negativen Erwartungen der Klientin darin bestehen, dass der grobe Ablauf und das Ziel des nachfolgenden Gesprächs skizziert werden: »Frau S., wir haben jetzt etwa 45 Minuten Zeit, in denen wir nicht gestört werden. In dieser Zeit will ich verstehen, wie es Ihnen zurzeit geht. Dann möchte ich gerne mit Ihnen über Ihre schulischen Ziele sprechen, denn Sie sind in den letzten Wochen mehrfach nicht hingegangen. Ich möchte verstehen, was dahintersteckt. Wenn das Gespräch gut läuft, würde ich gerne am Ende mit Ihnen ein paar Absprachen treffen. Aber das schaffen wir vielleicht heute nicht.«

Das Wort »Absprachen« ist für viele Klienten – insbesondere diejenigen, die schon Erfahrungen mit stationären Einrichtungen haben – negativ belegt, da sie oftmals erleben mussten, dass Absprachen in Wirklichkeit Regeln und Anordnungen sind. Wenn wir also hier von Absprachen sprechen, dann ist es wichtig, dass es auch solche sind, nämlich Vereinbarungen unter Partnern.

FRAGEN UND RÜCKMELDUNGEN Vor dem geschilderten Hintergrund könnte man geneigt sein, die Probleme der letzten Zeit gleich anzusprechen: »Warum gehen Sie so oft nicht zur Schule?« Gerade wenn es in den letzten Tagen immer wieder morgendlichen Streit um das Aufstehen gab, liegt einem dieses Thema auf der Zunge. Im Hinblick auf eine motivationsförderliche Gesprächsatmosphäre empfiehlt es sich jedoch, zu Beginn diese Art der Konfrontation zu vermeiden und offen und interessiert nach dem Befinden der Klientin zu fragen: »Wie geht es Ihnen im Moment, Frau S.?«

Möglicherweise wird die Klientin überrascht sein, hat sie doch erwartet, dass sie nun Vorwürfe und kritische Nachfragen hört. Sie wird vielleicht zunächst reserviert reagieren: »Wie soll's mir schon gehen?«

Dann kann man die eigene Haltung und die eigene Sicht auf die Klientin verdeutlichen: »Ich hatte in der letzten Zeit den Eindruck, dass es Ihnen oft nicht gutging, dass Sie mit sich selbst nicht im Reinen waren. Dass Sie hin- und hergeschwankt sind zwischen zwei inneren Seiten: der einen, die jetzt einen guten Schulabschluss erreichen will, und der anderen, die sagt: ›Das hat doch alles sowieso keinen Sinn. Das interessiert doch am Ende sowieso keinen!‹ Das waren so meine Gedanken. Wie sehen Sie das?« Wichtig ist auch hier, die eigene Wahrnehmung nicht als objektiv richtige hinzustellen, sondern der Klientin die Gelegenheit zu geben, zu sagen, was davon ihrer eigenen Wahrnehmung entspricht und was nicht.

DISKREPANZEN Die Klientin wird vermutlich ihre Zerrissenheit im Hinblick auf den Schulbesuch andeuten, wird unterschiedliche Haltungen präsentieren und sich nicht klar äußern. Hier sollten wir nicht vorschnell in Richtung Entscheidung und Veränderung drängen, sondern in diesem Stadium der Absichtsbildung zunächst die Diskrepanz zurückmelden und nach dem subjektiven Konzept fragen: »Frau S., Sie haben gesagt, dass Ihnen ein guter Schulabschluss wichtig sei, da Sie später mal im Berufsfeld Design tätig sein wollen. Gleichzeitig – und diese Kräfte scheinen in Ihnen genauso stark – kotzt Sie das bürgerliche Leben immer wieder an. Sie haben manchmal das Gefühl, dass Sie dann genau das tun, was Ihre Eltern immer wollten. Und das geht gar nicht! Was ist Ihre Idee, wie Sie das beides unter einen Hut kriegen?«

Durch diese Art des Umgangs mit »kognitiven Dissonanzen« (Festinger 2019) verstärken wir ein Spannungsfeld und respektieren gleichzeitig die Eigenverantwortung der Klientin. Häufig präsentieren uns Klienten widersprüchliche Gedanken, Gefühle und Handlungen. Die Herausforderung besteht hier darin, dies als Fakt anzunehmen und nicht eine der Seiten zu präferieren. Wir sollten die Klientin dabei begleiten und unterstützen, ihre eigene gute Lösung zu finden.

RAHMENBEDINGUNGEN VERMITTELN Es kann in diesem Gespräch eine Phase geben, in der wir uns aufgerufen fühlen, die Rahmenbedingungen des Wohnens in diesem Haus deutlich zu machen. Dies so zu tun, dass die Klientin sich nicht gleichzeitig in ihrer inhaltlichen Entscheidung gedrängt fühlt, ist die Aufgabe Motivierender Gesprächsführung: »Frau S., Sie wissen, dass wir ein paar Regeln haben. Sie können hier auf Dauer nur wohnen, wenn Sie eine Ausbildung oder Schullaufbahn verfolgen oder eine klare Tagesstruktur einhalten. Wir wissen, dass das manchen Bewohnerinnen gerade am Anfang nicht leichtfällt, deshalb haben wir da auch viel Toleranz und wollen Sie auf dem Weg dahin unterstützen. Auf Dauer aber geht das so wie im Moment nicht weiter. Ich schlage deshalb vor, dass wir die nächsten vier Wochen dazu nutzen, eine klare Entscheidung zu finden, ob Sie die Schule regelmäßig besuchen wollen oder nicht. Wenn Sie die Schule weiter besuchen wollen, möchten wir Sie danach morgens nicht mehr wecken müssen. Wenn Sie die Schule nicht weiter besuchen wollten, würden wir noch einige Zeit darauf verwenden, mit Ihnen über andere Möglichkeiten nachzudenken. Wie hört sich das für Sie an?«

Der Raum wird mit dieser Aussage enger, das lässt sich aber nicht vermeiden. Wir befinden uns dabei in einer Doppelrolle: Zum einen sind wir gehalten, eine Institution zu vertreten, zum anderen eine Klientin zu unterstützen. Das verlangt Neutralität in der Sache, eine entdramatisierte Information und zugewandtes Interesse aufseiten der Mitarbeiterin. Wir müssen frühzeitig intervenieren, bevor das Team (was ja gerade im Umgang mit dieser Klientel häufig passiert) emotional überreagiert oder in »Versteher« und »harte Hunde« gespalten wird. Neutralität in der Sache bedeutet, dass es nicht unser Anliegen ist, dass die Klientin ihr Fachabitur schafft, denn es ist ihres. Unser Anliegen ist es, dass sie zu einer vernünftig abgewogenen, bewusst getroffenen Entscheidung findet. Und die kann anders aussehen als zunächst gedacht.

WICHTIGKEITSSKALA ERSTELLEN Sind die Regeln einmal klar und deutlich formuliert sowie die erste, vielleicht trotzige Reaktion abgeklungen, dann kann man wieder an der inneren Zerrissenheit der Klientin arbeiten. Dies wäre nun ein klassischer Moment für eine Vorteil-Nachteil-Liste hinsichtlich des weiteren Schulbesuchs. > Vorteil-Nachteil-Waage, Seiten 83, 113, 131

Aber auch das interessierte Nachfragen und reflektierende Zuhören zur Attraktivität des nächtlichen Ausgehens kann hier eine gute Strategie sein: »Frau S., erzählen Sie mir mal bitte: Was ist das Schöne am nächtlichen Umherstreifen, was gefällt Ihnen daran?« Die Klientin mag erstaunt sein, dass wir danach fragen, umso wichtiger ist es, dass wir genau das tun.

Eine weitere gute Strategie ist an dieser Stelle die Wichtigkeitsskala: »Frau S., wie wichtig ist es für Sie, den Schulabschluss zu erlangen? Wenn 1 für ›ein bisschen wichtig‹ und 10 für ›sehr wichtig‹ stünde, welchen Wert würden Sie dem dann im Moment geben?« Je nachdem, welche Antwort die Klientin gibt, kann man so weiterarbeiten: »Was müsste passieren, damit der Wert (etwa von 6) auf 7 anstiege?« Oder: »Was führte dazu, dass Sie 6 gewählt haben und nicht 5?« Von großer Bedeutung ist, dass wir hier nicht unsere eigene Wertung einbringen, denn das tun wir nur, wenn die Klientin uns fragt, und auch dann nur im Stil einer Informationsvermittlung.

ENDE DER ABSICHTSBILDUNG Im Verlauf der Arbeit mit der Ambivalenz und bei fortschreitendem Stadium der Absichtsbildung ist es wichtig, über mögliche Veränderungsschritte und mögliche Verbindlichkeiten zu sprechen. Immer im Konjunktiv, da nach wie vor eine Entscheidung noch nicht gefällt ist. Nehmen wir einmal an, die Klientin tendiert in Richtung eines regelmäßigen Schulbesuchs: »Wenn Sie sich entscheiden würden, regelmäßig zur Schule zu gehen und damit das Ziel Fachabitur nicht aus den Augen zu verlieren, was würde Ihnen helfen, dass Sie das durchhalten, auch in schwierigen Zeiten?«

Spricht sich die Klientin im Verlauf der Klärung eher gegen einen weiteren Besuch der Schule aus (»Das wird mir alles zu viel!«), ginge es auch hier darum, mit ihr im Kontakt zu bleiben und nach vorn zu fragen: »Wenn Sie sich entscheiden würden, nicht mehr zur Schule zu gehen und das Ziel Fachabitur zunächst einmal hintanzustellen, welche anderen Möglichkeiten kämen dann infrage? Was könnten Sie sich stattdessen vornehmen?«

VEREINBARUNGEN KONKRETISIEREN Es gilt, ein wohlgestaltetes Ziel zu finden, dann Strategien zu entwickeln, die zum Ziel führen, und eventuelle Hindernisse aus dem Weg zu räumen. Im konkreten Fall könnte das wohlgestaltete Ziel der Klientin darin bestehen, die Schule für dieses Schuljahr auszusetzen, da sie schon zu viel verpasst hat. Die Sozialarbeiterin des Hauses entscheidet, dass die Klientin weiter im Haus wohnen bleiben kann. Sie will in dieser Zeit die Klientin dabei unterstützen, eine fundierte Entscheidung für die Zukunft zu treffen. Sie fasst am Ende des letzten Gesprächs zusammen: »Frau S., ich habe verstanden, dass Sie sich zurzeit durch die Schule überfordert fühlen, und kann die Entscheidung, die Schule bis zum Ende des laufenden Schuljahres zunächst einmal auszusetzen, nachvollziehen und mittragen. Sie würden hier gerne wohnen bleiben. Das können Sie auch, es ist aber an Bedingungen geknüpft. Erstens möchte ich wöchentlich einmal mit Ihnen über Ihre Pläne sprechen. Zweitens möchte ich, dass Sie Ihren Plan in dieser Woche mit der Schule abklären und sich gleichzeitig bei der XY-Stelle um einen Praktikumsplatz bemühen. Drittens möchte ich, dass Sie morgens eigenständig aufstehen. Wir möchten Sie unterstützen, aber das geht nur, wenn Sie mitarbeiten. Wie klingt das für Sie?«

Die Doppelrolle der Unterstützerin und der im Zweifelsfall »Entscheidungsmächtigen« so auszufüllen, dass die Klientin sich in ihrer Autonomie respektiert fühlt und ein klares Bild von ihren Spielräumen erhält, ohne dass sie sich manipuliert fühlt, das ist die Herausforderung in diesem Arbeitsfeld. Wir wandeln dabei oftmals auf einem schmalen Grat.

Gleichzeitig darf man sich als Mitarbeiterin emotional nicht überengagieren, denn das ist verbunden mit dem Risiko, später enttäuscht und verärgert zu reagieren. Die Klientin trifft nicht nur die Entscheidung, sie trägt auch die Verantwortung für das, was sie tut.

Im Betreuten Wohnen sollten die zugrundeliegenden Strukturen und Regeln klar formuliert werden. Erst dann lassen sich auf der Grundlage der Wünsche und Absichten der Bewohner Vereinbarungen treffen.

Suizidale Krise in einer rezidivierenden Depression

Herr T., ein 28-jähriger gelernter technischer Zeichner, zurzeit in einer befristeten Anstellung, kommt in Begleitung seines Bruders als Notaufnahme in die psychiatrische Klinik, nachdem er am Telefon gegenüber Verwandten und Freunden geäußert hatte, dass er sich umbringen wolle. Er habe sich schon eine günstige Stelle ausgesucht, an der er sich vor den Zug werfen wolle, und wisse auch genau, vor welchen. Die Partnerin, mit der er seit vier Jahren zusammenlebt, ist schwanger. Er hatte sich eigentlich auf das gemeinsame Kind gefreut, doch am Vortag hat ihm seine Frau eröffnet, dass das Kind vermutlich nicht von ihm sei. In der Vorgeschichte hatte es vor drei Jahren bereits vor dem Hintergrund einer Partnerschaftskrise einen Suizidversuch mit Tabletten gegeben, der allerdings nach Angaben des Patienten nicht konsequent ausgeführt war.

Motivierende Gesprächsführung angesichts einer Suizidandrohung – geht das? Können wir mit dem Thema »Suizid« genauso umgehen wie mit dem Thema der Medikamenteneinnahme? Müssen wir nicht alles tun, um den Suizid zu verhindern?

Ja, das müssen wir, die Frage ist allerdings, wie wir das am besten erreichen. Die Erfahrung lehrt uns, dass wir als professionelle Helferinnen und Helfer, egal, in welchem Setting wir tätig sind, und egal, wie engagiert wir für das Leben eintreten, einen Suizid letztlich nicht verhindern können. Wir können ihn manchmal durch enge Sicherheitsvorkehrungen hinauszögern, können Zeit gewinnen; ein Mensch aber, der die Entscheidung zum Suizid getroffen hat, wird einen Weg finden, diese auch umzusetzen. Selbst ein enges Behandlungs- bzw. Betreuungsverhältnis hilft oft nicht. Wir müssen hier – wie in vielen anderen Feldern auch – unsere Machtlosigkeit akzeptieren. Wir haben nur einen bescheidenen Einfluss auf das Tun der uns anvertrauten Menschen. Insofern ist es aus Sicht der Motivierenden Gesprächsführung angemessen, das Thema der Suizidalität im Prinzip nicht anders zu verhandeln als andere Themen auch: Wir agieren als »Klärungshelfer« (Thomann & Schulz von Thun 2007) und interessieren uns für die Sichtweisen und Wertsetzungen des Patienten, ohne ihn in die eine oder andere Richtung zu drängen. Wir sind weder »allmächtig« noch »ohnmächtig« (Eink & Haltenhof 2017). Wir versuchen, die Selbstwirksamkeit und Autonomie des Patienten zu stärken, die ihm angesichts beigefügter Kränkungen und subjektiv erlebter Machtlosigkeit abhandengekommen sind.

Harry ZERLER (2009), der sich lange mit Motivierender Gesprächsführung und suizidalen Klientinnen und Klienten beschäftigt hat, schreibt: »Der Klient muss am Ende durch seine eigene Tatkraft überleben« (eigene Übersetzung). Dies gelingt nur, wenn wir ihm in letzter Konsequenz auch in seinem Entschluss, seinem Leben ein Ende zu setzen, Respekt zollen. Gerade diese akzeptierende Haltung schafft dem Patienten den nötigen Freiraum, sich anders, nämlich für das Leben zu entscheiden. Er wird diese Entscheidung dann nicht als Niederlage erleben.

Im konkreten Fall wurde der Patient zunächst eng begleitet. Er konnte zusichern, sich im stationären Rahmen nichts anzutun. Er suchte in den ersten Tagen mehrfach das Gespräch mit den Pflegekräften und verschaffte sich dadurch etwas Entlastung.

SEHNSÜCHTE Am Ende der ersten Behandlungswoche führt die fallverantwortliche Psychologin ein erstes Gespräch mit dem Patienten und wendet sich zunächst den Suizidmotiven zu: »Herr T., als Ihre Gedanken, sich umzubringen, sehr stark wurden, was haben Sie da gedacht, wie es hinterher sein wird, wenn Sie tot sind?«

Eine solche Frage zielt auf die oftmals verborgenen Motive des Lebens, aber auch – wie in diesem Fall – auf versäumte Klärungen innerhalb der Gestaltung wichtiger Beziehungen. Patienten sind meist überrascht von derartigen Fragen, äußern sich in aller Regel aber freimütig, meist im Sinne von »dass ich endlich meine Ruhe habe« oder »dass endlich Frieden ist«. Solche Antworten bieten gute Gelegenheit, durch Paraphrasierungen zu mehr Verständnis der aktuellen psychischen Situation des Patienten zu kommen: »Das ist Ihnen zuletzt alles zu viel geworden« – »Es war fast wie im Krieg zuletzt« – »So konnte es auch nicht weitergehen«. Auch Reflexionen der emotionalen Befindlichkeit bieten sich an: »Das hat Sie alles sehr erschöpft.« Oder: »Sie sehnen sich nach einem harmonischen Leben.«

Wir bleiben sehr nah am vom Patienten Mitgeteilten, initiieren aber gleichzeitig und fast unmerklich das nach vorn gerichtete Nachdenken über Änderungen der Lebensgestaltung. Natürlich fehlt dem Patienten zu diesem Zeitpunkt die Zuversicht, etwas anders machen zu können, und der Blick ist momentan auch noch völlig verstellt, aber wir haben einen ersten Eindruck von der möglichen Richtung künftiger Interventionen erhalten.

VORTEIL-NACHTEIL-LISTE In letzter Konsequenz geht es auch beim Suizid um eine autonome Entscheidung des Patienten. In ihrem Buch *Choosing to live* schlagen Tom E. Ellis und Cory F. Newman (1996) vor, mit suizidalen Klientinnen und Klienten eine Liste zu erstellen, die auf der einen Seite die guten Gründe für einen Suizid enthält und auf der anderen Seite die Fallstricke, um so der häufig beobachteten Ambivalenz gerecht zu werden. Viele Patienten kommen zwar mit suizidalen Gedanken oder gar Versuchen zur Behandlung, sind aber im Grunde nicht entschieden, sich umzubringen. Sie haben vielleicht schon seit Langem die Zuversicht verloren, dass sie ein glückliches und zufriedenes Leben führen können, haben dazu akut eine Kränkung erfahren und greifen nun zum letzten autonomen, manchmal auch aggressiv aufgeladenen Schritt, der ihnen noch möglich erscheint. In Behandlungskontexten geht es dann zunächst darum, eine verlässliche Beziehung anzubieten, auf deren Grundlage diese Klienten sich der Ambivalenz stellen können.

Auch der fallverantwortlichen Psychologin gelingt es, den Patienten zu einer solchen Mitarbeit zu bewegen: »Herr T., Sie haben schon einmal versucht, sich umzubringen. Sie kennen also das Gefühl und alle Gedanken drum herum. Viele Menschen sind zwar eigentlich entschieden, sich umzubringen, gleichzeitig haben sie aber auch Bedenken. Wie ist das bei Ihnen? Welche einzelnen Gefühle und Gedanken sprechen für den Suizid, und welche Gegengedanken, wenn ich das mal so sagen darf, hat jeder einzelne dieser Aspekte?« Herr T. erstellt nun eine Liste mit guten Gründen für den Suizid und den entsprechenden Fallstricken (siehe Tabelle).

ABBILDUNG 9

Einige Argumente von Herrn T. für und gegen den Suizid

Gute Gründe für den Suizid	Fallstricke
Dann sehen die anderen mal, was sie mir angetan haben.	kann meine Rache nicht mehr genießen
endlich Ruhe	kann meinen Frieden nicht mehr genießen
traue mir die Vaterrolle nicht zu	flüchte wieder vor einer Aufgabe
habe endlich allein die Kontrolle über mich	Tot sein ist der Verlust sämtlicher Kontrolle.

Die Psychologin und Herr T. wenden sich dann dem Hintergrund der Suizidversuche zu, dem Paarkonflikt. Sich immer wieder einmal suizidal zu verhalten hat sich zu einem Muster der Beziehungsgestaltung des Herrn T. entwickelt. Auch hier kann eine Liste mit Vorteilen und Nachteilen des Suizidalseins Aufschluss darüber geben, welche Entwicklungsaufgaben vor dem Patienten liegen. Diese Liste führen wir wieder mit einer kurzen Erläuterung ein: »Herr T., Sie haben Ihrer Partnerin in Krisenzeiten schon mehrfach damit gedroht, dass Sie sich umbringen, zum Beispiel wenn sie nicht aufhört, Sie unter Druck zu setzen. Wir haben schon darüber geredet, dass so eine Reaktion von Ihnen häufig nicht zu einem guten Ende führte. Dennoch passiert es Ihnen immer wieder. Was also ist das Attraktive für Sie daran, sich so zu verhalten? Und was spricht aus Ihrer Sicht eigentlich dagegen?« In der folgenden Tabelle finden sich beispielhafte Aspekte einer solchen Liste, angelehnt an Ellis & Newman (1996).

ABBILDUNG 10

Einige Argumente von Herrn T. für und gegen das Suizidalsein

Gute Gründe für das Suizidalsein	Fallstricke
Dann nimmt sie mich ernst.	keine Garantie für hinterher
Ich habe Macht über sie.	kann sich später auch gegen mich kehren
Ich mache es mir bequem, gehe damit der eigenen Verantwortung aus dem Weg.	kann auch nicht ewig so gehen
Sie versteht meinen Schmerz besser.	Sie wird sauer auf mich, wenn ich das immer wieder tue.

Im nachfolgenden Gespräch über die Listen wird deutlich, dass die akute suizidale Krise der Ausdruck einer lange schwelenden depressiven Episode ist und eine Reihe von »Lebensfragen« für den Patienten anstehen, denen er bislang ausgewichen ist. So hat er es im letzten Jahr vermieden, mit seiner Partnerin über die gemeinsame Elternschaft zu sprechen, über seine Angst vor der Verantwortung, über seine Probleme mit der Vater- und auch mit der Mannrolle, seine völlig unaufgearbeiteten Kränkungserlebnisse durch den eigenen Vater etc. Auch hat er in zurückliegenden Behandlungsaufenthalten in der Psychiatrie und auch im Gespräch mit seiner behandelnden Psychiaterin immer das Thema »Psychotherapie« vermieden und gehofft, dass das Minimum an Gesprächen und vor allem die Medikamente ihm helfen könnten.

PAARGESPRÄCHE In einem Fall wie diesem gelingt es manchmal, die Partnerin für ein gemeinsames Gespräch zu gewinnen. Es bedeutet eine Herausforderung, hier nicht vorschnell Stellung zu beziehen. Man könnte zum einen geneigt sein, die Partnerin zu verurteilen, da sie »fremdgegangen« ist. Zum andern könnte man den Patienten in seinem passiv-aggressiven Verhalten kritisieren. Dies sind aber nur einzelne Aspekte der oftmals komplizierten Paarpsychodynamik. Wir sehen in aller Regel nur die Oberfläche, tun also gut daran, uns emotional nicht zu sehr zu engagieren.

Damit ein Paargespräch in einer akuten Krise gelingt, bedarf es besonderer Zurückhaltung aufseiten der Professionellen. Beide Partner werden immer wieder versuchen, die Behandler auf »ihre Seite« zu ziehen. Offene Fragen, Reflexionen und Informationen sind die Mittel der Wahl, um beiden gegenüber neutral und respektvoll bleiben zu können.

Oft erleben wir zu Beginn eines Paargesprächs, dass Vorwürfe formuliert werden: »Du hast nie mit mir geredet!«, »Du bist fremdgegangen!« oder »Du kümmerst dich immer nur um deine Sachen!«. Da wir nicht Richter eines schwebenden Verfahrens sind, gehen wir mit den einzelnen Beiträgen der Partner um wie mit Informationen, die in einen Klärungsprozess einfließen: »Frau T., wie hört sich das für Sie an, was Ihr Partner da gerade gesagt hat?« Oder: »Ihre Partnerin sagt, Sie redeten zu wenig mit ihr, was denken Sie darüber, Herr T.?«

Manchmal ist es notwendig, undifferenziert vorgetragene oder versteckt präsentierte Emotionen mittels reflektierenden Zuhörens in Worte zu kleiden: »Das hat Sie sehr enttäuscht!« oder »Das hat Sie richtig wütend gemacht!«. Auch hier gilt: Wir sind keine Lösungshelfer, wir helfen mit, dass bislang Unausgesprochenes zur Sprache kommt, und zwar in der Hoffnung, damit eine neue Grundlage für Entscheidungen beider Partner über die Beziehung zu schaffen.

Wenn Angehörige zum Gespräch kommen, sind wir immer ganz besonders gefordert, deutlich zu machen, dass in erster Linie dem Patienten unsere Hauptsorge gilt. Wenn wir uns, wie hier beschrieben, in einem Paargespräch neutral verhalten, könnte beim Patienten der Eindruck entstehen, dass man sich von ihm ab- und der Partnerin zuwendet. Es empfiehlt sich also, ein solches Gespräch mit dem Patienten vor- und nachzubereiten und dabei zu betonen, dass es unser Anliegen ist, die Kräfteverhältnisse und Spannungsbögen zwischen den Partnern zu verstehen, um so letztlich ihn selbst besser unterstützen zu können.

BEHANDLUNGSOPTIONEN UND VERÄNDERUNGSSPIELRAUM Im Verlauf der Behandlung kann sich der Patient deutlich von akuter Suizidalität distanzieren und beginnt, über sein weiteres Leben nachzudenken. Wir fragen zunächst offen nach eigenen Ideen: »Herr T., wir haben in den zurückliegenden Gesprächen gemeinsam festgestellt, dass Sie in angespannten Situationen immer wieder ähnlich reagieren: Sie ziehen sich zurück und entwickeln suizidale Gedanken. Sie können sich eingestehen, dass dieses Muster Ihnen letztlich nicht geholfen hat. Wie soll es denn jetzt aus Ihrer Sicht weitergehen?«

Wir informieren ihn über weitere Möglichkeiten, etwas für sich zu tun, und sind sensibel für selbstmotivierende Äußerungen: »Aus unserer Sicht könnte es sehr sinnvoll sein, dass Sie sich – vielleicht nach einer tagesklinischen Behandlungsphase im Anschluss an die stationäre – für eine längere ambulante Psychotherapie entscheiden. Sie haben in den bisherigen psychiatrischen Behandlungen all Ihre Hoffnung auf Psychopharmaka gesetzt, das war aber offensichtlich nicht so effektiv. Was denken Sie darüber?«

Der Vorschlag wird vermutlich sowohl Hoffnung als auch Angst freisetzen. Der Patient wird sich ambivalent äußern: »Na ja, könnte ja mal einen Versuch wert sein.« Vielleicht wird er auch fragen, wie Psychotherapie eigentlich abläuft, was da passiert, welche unterschiedlichen Formen es gibt etc. Wir informieren entsprechend und versichern uns zwischendurch, wie der Patient über die einzelnen Informationen denkt: »Sie wissen nun in etwa, wie ambulante Psychotherapie läuft. Ich habe Ihnen ein wenig über Tiefenpsychologie und ein wenig über Verhaltenstherapie erzählt. Was sagen Sie dazu? Wofür schlägt Ihr Herz?«

Der Patient wird aller Erfahrung nach nicht sofort auf einen der beiden Züge aufspringen. Schließlich steht hier eine drastische Veränderung seines Umgangs mit sich und anderen an – eine solche Entscheidung braucht Zeit. Er wird uns verbal und nonverbal mitteilen, dass er darüber nachdenken will.

ZUVERSICHT STÄRKEN Da Ohnmachterleben ein wichtiger Aspekt in suizidalen Krisen ist, gilt es nun, die Zuversicht des Patienten zu stärken, dass er seine Probleme aus eigener Kraft lösen kann, vielleicht nicht allein, aber doch eigeninitiativ. Eine Möglichkeit, die positive Sicht auf die eigenen Fähigkeiten zu stärken, ist es, nach Erfahrungen zu fragen, in denen man anderen geholfen hat, und diese dann in einem nächsten Schritt auf sich selbst zu übertragen. Eine weitere ist es, nach sozialen Ressourcen zu fragen: »Herr T., wenn Sie sich entscheiden würden, künftig auf das Suizidalsein zu verzichten, wer würde Sie dann unterstützen? Von wem bekämen Sie Hilfe, wenn Sie welche bräuchten? Wem könnten Sie sich anvertrauen?«

Im konkreten Fall stellt sich eine Überzeugung des Patienten heraus, dass ihn sowohl seine Partnerin als auch sein Bruder in Krisen unterstützen würden, sodass er hofft, nicht wieder suizidal werden zu müssen. In einem Angehörigengespräch mit Bruder und Partnerin kann dies bestätigt werden.

Es werden Frühwarnzeichen einer suizidalen Entwicklung identifiziert (sozialer Rückzug, Wortkargheit) und Vereinbarungen zwischen Patient und Angehörigen über das Vorgehen in solchen Momenten getroffen. Der Patient steht einer ambulanten Psychotherapie auch am Ende des stationären Aufenthalts ambivalent gegenüber, ist aber bereit, die Behandlung zunächst einmal tagesklinisch fortzusetzen und sich dort mit der Frage weiter zu beschäftigen.

In Gesprächen mit suizidalen Patienten ist es zielführend, Wünsche und Sehnsüchte dieser Personen zu erfragen, um so die Vor-

stellung eines lebenswerten Lebens aufkommen zu lassen. Gespräche mit dem sozialen Umfeld sind ratsam. So werden positive Veränderungsmöglichkeiten sichtbar und die Zuversicht aller wird gestärkt.

Das Chaos lichten – soziale Probleme einer Drogenabhängigen

Die 32-jährige, im Haus bekannte, früher langjährig verschiedenste Drogen konsumierende, nun methadonsubstituierte Frau W. kommt nach einer intensiven Alkoholkonsumphase mit allerlei aufgelaufenen sozialen Problemen in die psychiatrische Klinik zur Entzugsbehandlung. Sie macht gleich zu Beginn deutlich, dass sie hier lediglich vom Alkohol entgiften wolle, mehr Therapie wolle sie nicht, sie habe schon zwei Langzeittherapien hinter sich. Sie mache sich Sorgen, weil ihr in der letzten Woche die Wohnung gekündigt worden sei, weil immer wieder andere Leute in ihrer Wohnung übernachtet hätten. Außerdem habe sie über zwei Monate wegen Problemen mit »ArbeitPlus« ihre Miete nur teilweise gezahlt. Beiläufig erwähnt sie einen Stapel ungeöffneter Briefe, der zu Hause auf dem Küchentisch liege.

Zu Beginn der Behandlung stellt sich die Frage, wie viel Engagement man in diesem Fall aufbringen will. Nach Abklingen der Intoxikation und Linderung der Entzugsbeschwerden führt die Sozialarbeiterin ein längeres Gespräch mit der Patientin und sieht sich mit einem ganzen Berg ungelöster Probleme konfrontiert: die Wohnung ist gekündigt, die Arbeitsagentur hat Leistungen gekürzt, Schulden sind unreguliert, die GEZ fordert eine hohe Nachzahlung, eine Inkassofirma fordert einen vierstelligen Betrag (Handyverträge), ein Bewährungswiderruf ist ausgesprochen, ein Termin zur Vernehmung bei der Polizei ist bereits verstrichen, die Substitutionsstelle ist in Gefahr.

DEN AUFTRAG FORMULIEREN In Anbetracht der Tatsache, dass der Behandlungsaufenthalt begrenzt ist, ist es sehr sinnvoll, den sozialarbeiterischen Auftrag ebenfalls zu begrenzen: »Frau W., Sie haben eine ganze Menge von Problemen mitgebracht. Sie sagen selbst, Sie wissen überhaupt nicht, wo man da anfangen soll, alles bricht über Ihnen zusammen. Ich schlage vor, dass wir hier mit dem beginnen, was Ihnen im Moment am wichtigsten ist, und dass wir dann gemeinsam darüber nachdenken, wie Sie den Rest in den Griff kriegen. Wie klingt das für Sie?«

Je nach kognitiver Leistungsfähigkeit der Patientin wird das mehr oder weniger gut gelingen, gegebenenfalls ist eine Vorstrukturierung durch die Sozialarbeiterin nötig. Solange die Sozialarbeiterin keine Institutionsinteressen verfolgen muss – das wäre hier zum Beispiel der Fall, wenn auch die Krankenversicherung nicht geklärt wäre –, gilt das Prinzip, dass die Patientin entscheidet, welche Aufgabe angegangen wird. Frau W. entscheidet, dass die Sicherung der Wohnung erste Priorität hat.

EIGENVERANTWORTUNG STÄRKEN In psychosozialen Arbeitsfeldern hört man manchmal einen bösen Witz: »Was ist der Unterschied zwischen einem Pitbull und einem Sozialarbeiter? Der Pitbull lässt irgendwann los!« Diese sicherlich überzogene Metapher verweist auf das Überengagement mancher im sozialen Bereich tätigen Helferinnen und Helfer, das nicht primär vom Interesse der Betroffenen, sondern von einschlägigen Berufserfahrungen und eigenen Lebenskonzepten der Professionellen geleitet ist. Wenn wir aktiv helfen, dann sollten wir immer überprüfen, welche Art und welches Ausmaß der Unterstützung wirklich nötig sind – das nicht nur, um die Eigenverantwortung der Patientin zu betonen und ihre Selbstwirksamkeit zu stärken, sondern auch, um uns selbst zu schützen: Ein professionelles Engagement, das nicht im Einklang mit den Interessen der Klientinnen und Klienten steht, wird letztlich scheitern, wird uns enttäuschen, Frustrationen verschaffen und Ärger erzeugen. Der Ärger richtet sich meist auf die Patientin oder den »Typus«, ist aber eigentlich auf uns selbst gerichtet: Wir haben eher unsere eigenen Interessen als die der Patientin verfolgt, sind damit gescheitert und müssten einen Fehler eingestehen.

Im konkreten Fall fragt die Sozialarbeiterin zunächst nach eigenen Ideen der Patientin: »Frau W., Sie kennen Ihre Vermieterin am besten. Was denken Sie, könnte ein Weg sein, um die Kündigung rückgängig zu machen?« Nach einigem Abwägen vereinbaren beide, gemeinsam einen Brief an die Vermieterin aufsetzen, in dem die Patientin klare Schritte formuliert, wie das ausstehende Geld gezahlt werden soll und wie die Eskalationen der letzten Zeit in Zukunft vermieden werden kann. Die Patientin willigt ein, diesen Brief am übernächsten Tag persönlich bei der Vermieterin vorbeizubringen.

WICHTIGKEIT AUSLOTEN Die Klärung der Wohnsituation war für die Patientin das drängendste Problem, dementsprechend gut hat sie mitgearbeitet. Im nächsten Schritt denkt die Sozialarbeiterin gemeinsam mit der Patientin über den Rest des Chaos nach: »Frau W., da gibt es noch eine Reihe weiterer Baustellen. Wie wollen Sie damit verfahren? Lassen Sie sie uns mal im Einzelnen durchgehen.«

Manche Patienten haben in der Folge keine Idee, sagen das auch offen, andere wiegeln ab (»Das wird schon irgendwie gehen!«), wiederum andere äußern auf interessiertes Nachfragen zumindest zu einzelnen Punkten Ideen. Es ist immer wieder erstaunlich, wie viele Patienten bereit sind mitzuteilen, wenn sie sich ernst genommen fühlen. Im konkreten Fall erklärt die Patientin unter anderem, dass der Bewährungswiderruf eigentlich gar nicht so schlimm sei, ein Knastaufenthalt könne ihr zumindest für sechs Monate Ruhe verschaffen, sie hätte mal Zeit, nüchtern über ihre Zukunft nachzudenken, und substituiert würde im Strafvollzug zumindest am Anfang auch. Außerdem käme sie dort gut klar, es sei ja nicht das erste Mal.

Im konkreten Fall könnte auch eine Liste mit den ausstehenden sozialen Problemen und einer entsprechenden Wichtigkeitsskalierung erstellt werden: »Tragen Sie bitte auf der linken Seite nacheinander jede offene soziale Frage ein, auf der rechten Seite bewerten Sie die Dringlichkeit und die Wichtigkeit, dass hier eine Lösung gefunden wird. Benutzen Sie dazu bitte eine Skala von 1 (= ein bisschen wichtig) bis 10 (= sehr wichtig).«

SOZIALE UNTERSTÜTZUNG UND EIGENVERANTWORTUNG Oft sind die Behandlungsaufenthalte Drogenabhängiger in der Psychiatrie zu kurz, um bei allen aufgelaufenen Problemen behilflich sein zu können. Wir müssen also ambulante Hilfen ins Spiel bringen. Im konkreten Fall informiert die Sozialarbeiterin über das Angebot der ambulanten Eingliederungshilfe. Die Patientin reagiert verhalten, äußert Bedenken: »Dann stehe ich ja total unter Kontrolle, dann entscheidet ja jemand anderes über mich.« Gleichzeitig sieht sie, dass sie zuletzt in völliger Eigenverantwortung nicht klargekommen ist. Die Sozialarbeiterin meldet zunächst diese Diskrepanz zurück: »Frau W., Sie haben eine Reihe von Bedenken gegenüber einer ambulanten Unterstützung. Gleichzeitig sehen Sie, dass Sie in letzter Zeit so ganz ohne Unterstützung da draußen alles haben schleifen lassen und nun in großen Problemen stecken. Wie kriegen Sie das beides unter einen Hut?«

Gut möglich, dass die Patientin hier trotzig reagiert und keine Antwort weiß. Da gilt es dann zunächst einmal, nicht weiter in sie zu dringen, sondern sich zum Beispiel für den nächsten Tag zu verabreden: »Ich sehe, dass Ihnen im Moment keine Entscheidung möglich ist. Das braucht ja auch manchmal ein bisschen Zeit. Denken Sie doch mal darüber nach. Vielleicht sprechen Sie mit anderen Patienten, die schon solche Unterstützung erhalten, wie es denen damit geht. Und morgen Nachmittag treffen wir uns dann wieder. Okay?«

Vielleicht äußert sie sich aber auch positiv: »Ich kann mir das ja mal angucken«, und es ist möglich, einen ersten Informationstermin mit einem Anbieter vor Ort zu vereinbaren. Auch hier ist es wichtig, sich nicht zu sehr zu engagieren. Die Patientin ist hochambivalent. Die vereinbarten Schritte sind klein. Sie müssen, da sie nach Ende der Behandlung in voller Eigenverantwortung umzusetzen sind, von der Patientin gänzlich mitgetragen werden. So sollte etwa der Informationstermin beim ambulanten Anbieter schon von der Patientin selbst organisiert werden. Das Engagement, mit dem die Patientin diesen Schritt umsetzt, gibt uns wiederum Aufschluss über die Wahrscheinlichkeit, mit der es zu einer ambulanten Unterstützung kommen wird.

Bei Drogenabhängigen und anderen Klienten, die sich in ein hohes sozialen Chaos manövriert haben, können diese Probleme oft nur nach einer Prioritätenliste angegangen werden, denn es sind oft zu viele. Die Wichtigkeit der einzelnen Punkte muss gewichtet, die Eigenverantwortung gestärkt werden.

Emotional instabil, impulsiv, antisozial – Beziehungen gestalten

Der 31-jährige, in Litauen geborene, seit zehn Jahren in Deutschland lebende Herr F. kommt nach vierjährigem Aufenthalt in einer forensischen Klinik mit dem Auftrag der Resozialisierung in eine regionale Abteilungspsychiatrie. Er hatte vor Jahren vor dem Hintergrund einer emotional-instabilen Persönlichkeit vom impulsiven Typus mit antisozialen und narzisstischen Anteilen sowie massiven Kokainkonsums in einem Eifersuchtsrausch zwei Männer mit dem Messer lebensgefährlich verletzt und seine damalige Partnerin mit dem Tod bedroht. Er war dann zu einer Freiheitsstrafe von sechs Jahren verurteilt worden und wurde nach § 63 Maßregelvollzugsgesetz (allgemeinpsychiatrische Störungen) in einer forensischen Klinik untergebracht. Die Maßregel wurde später umgewandelt und nach Vorgaben des § 64 (substanzbezogene Störungen) durchgeführt.

Herr F. hatte die Maßregel zunächst nur widerwillig erduldet, sich aber nach etwa zwei Jahren schrittweise einer Therapeutin geöffnet. Darüber hinaus verwandte er sehr große Anstrengungen darauf, die deutsche Sprache zu lernen. In einer Begutachtung nach drei Jahren wurden ihm Fortschritte und Reifungsprozesse bescheinigt, was zu Lockerungen und schließlich zur Verlegung in eine Abteilungspsychiatrie in der Nähe seines alten Wohnortes führte. Seine Eltern und viele weitere Verwandte wohnen in der Nähe.

Herr F. bekam einen männlichen Psychotherapeuten zugewiesen, dessen Auftrag unter anderem darin bestand, die Fähigkeiten zur Gestaltung von Beziehungen zu verbessern. Die im Folgenden skizzierten Aspekte der Motivierenden Gesprächsführung zielen vor allem auf diesen Anteil der psychotherapeutischen Arbeit ab.

BEGINN Wenn man mit forensischen Patienten arbeitet, verfügt man schon im Vorfeld des ersten Kontakts über eine Fülle von Informationen: Gerichtsurteil(e), Gutachten, Stellungnahmen, Briefwechsel, persönliche Informationen etc. Die Herausforderung besteht hier zum einen darin, diese Informationen ernst zu nehmen, zum anderen aber auch einen offenen Raum zu lassen, in dem man den Patienten »unvoreingenommen« empfangen kann. Dies ist nicht einfach, zumal gerade forensische Patienten mit jahrelanger klinischer Erfahrung gelernt haben, »auf der Klaviatur des Systems zu spielen«: Sie wissen, was sie wann, wem und wie zu sagen haben, um ihre Ziele zu erreichen. Diese Fähigkeit hat zwar ihre negativen Seiten – man fühlt sich manchmal manipuliert –, sie hat aber auch ihre positiven Seiten: Man begegnet einem Experten, mit dem man »Tacheles« reden kann:

»Herr F., Sie haben damals Ihre Partnerin und zwei ihrer Begleiter in einem Anfall extremer Eifersucht beinahe umgebracht. Ich habe gelesen, dass Sie mittlerweile viel darüber nachgedacht haben und Ihr Verhalten von damals kritisch sehen. Was denken Sie heute, wie Sie in Zukunft mit dem Thema Partnerschaft, mit der Rollenverteilung von Mann und Frau, mit Nähe und Distanz in engen Beziehungen umgehen werden?«

BEOBACHTUNGEN DIREKT AUFGREIFEN Zusätzlich zu einem offenen, neugierigen Zugang spielt die Beobachtung des Patienten im Stationsalltag eine wichtige Rolle. Der Patient war über vier Jahre in einer geschlossenen Klinik untergebracht und lebte in einer Männerwelt. Nun erhält er Ausgang, besucht eine Sprachschule, strebt eine Ausbildung an, bewegt sich mehr und mehr frei in der Stadt, lernt Frauen kennen. Dies birgt zum einen die Gefahr, dass die sexuellen und partnerschaftlichen Bedürfnisse den Patienten »übermannen«, zum andern aber auch die berechtigte Aussicht auf unverstellte Emotionen und »unkontrollierte« Verhaltensweisen. Im Sprachkurs lernt Herr F. sehr bald eine russischstämmige Frau kennen. Sie finden sich sympathisch und kommen sich näher. Die Begegnungen auf dem Klinikgelände, aber auch manches Telefonat wird von Mitarbeitern beobachtet und – da auch einige Mitarbeiter der russischen Sprache mächtig sind – teilweise verstanden. Der Psychotherapeut meldet Herrn F. Beobachtungen und Wahrnehmungen zurück: »Herr F., Sie hatten mir vor ein paar Wochen gesagt, dass Ihnen so etwas wie damals nie wieder passieren werde, dass Sie sich so hineinsteigern und die Frau auf Schritt und Tritt kontrollieren würden. Gleichzeitig haben mir die Mitarbeiter erzählt, dass Sie manchmal sehr herrisch mit Ihrer Partnerin umgehen und über Stunden ein Telefonat laufen lassen, nur um zu hören, wie sie einschläft. Das riecht sehr nach Kontrolle. Wie passen Ihre Äußerung von vor ein paar Wochen und Ihr jetziges Verhalten zusammen?«

In dem nachfolgenden Gespräch offenbart der Patient ein klassisches Rollenverständnis: Der Mann ist der Herr im Hause, die Frau hat zu gehorchen. Interessanterweise hat der Patient am Beispiel seiner Mutter, die er sehr schätzt, gesehen, dass Frauen sehr wohl selbstständig sein können. Sie hat sich nämlich eine Zweitwohnung zugelegt, um in Krisenzeiten ihrem alkoholkranken Ehemann, dem Vater des Patienten, aus dem Weg zu gehen. Auch diese Diskrepanz eignet sich zur Rückmeldung: »Herr F., Ihre Mutter ist eine sehr tapfere und selbstständige Frau. Sie lieben Ihre Mutter sehr und schätzen Sie gerade wegen ihrer Selbstständigkeit. Gleichzeitig ertragen Sie es kaum, wenn Frauen Ihnen gegenüber tapfer und selbstständig sind. Wie passt das für Sie zusammen?«

An dieser Stelle tut sich häufig eine Kluft auf, nämlich die zwischen »Vergötterung« (der Mutter) und abgrundtiefer Verachtung (aller anderen Frauen). Dem Patienten fehlt die Mitte. Vergöttert hatte er auch seine Psychotherapeutin in der forensischen Klinik. Von ihr habe er eine Menge gelernt, sagt er. Eine partnerschaftliche Beziehung zu einer Frau auf Augenhöhe kann er sich jedoch nicht vorstellen. Er bewahrt ein altmodisches Konzept in einer modernen Welt: »Herr F., Sie haben ein klassisches Verständnis der Rollenverteilung von Mann und Frau: Er bestimmt, sie folgt. Nun dreht sich die Welt weiter, auch russischstämmige Frauen gehen ›mit der Zeit‹, gerade diejenigen, die jetzt im Westen leben. Sie wollen eigenständig sein, wollen sich nichts mehr vorschreiben lassen. Was ist Ihre Idee, wie Sie in Zukunft damit klarkommen wollen?«

NEUTRALE ZUGEWANDTHEIT Natürlich birgt dieses Vorgehen keine Garantie dafür, dass der Patient die Dinge irgendwann einmal anders sieht. Es bewahrt uns Professionelle allerdings vor zu viel Identifikation und emotionalem Engagement. Dies wiederum würde sich negativ auf die Behandlungsbeziehung auswirken. Schließlich fungieren wir nicht als moralische Instanz, sondern als Klärungshelfer für einen Patienten, der sich massiven Problemen gegenübersieht. Er weiß, dass er Veränderungsbereitschaft zeigen muss, denn zu eng sind Ursprungsdelikt und Rollenverständnis miteinander verknüpft. Ihm droht bei schlechter Prognose die Reaktivierung des § 63, damit eine Maßregel auf lange Zeit. Ihm ist außerdem klar, dass er dann so eng unter Beobachtung steht, dass er sich nicht 24 Stunden am Tag verstellen kann. Also beginnt er nachzudenken, wie viel Spielraum er einer Veränderung seiner Grundhaltung einräumen kann.

Hier ist es für Professionelle wichtig, zu unterscheiden, an welcher Stelle der Patient uns nur »nach dem Munde redet« und an welcher sich wirklich etwas in ihm bewegt. Es ist völlig legitim, dass Herr F. nur deshalb an sich arbeitet, weil er seine Freiheit wiedererlangen will. Extrinsische Motivation ist auch Eigenmotivation! Entscheidend ist, was er daraus macht. Wenn er lernt, mit Frauen anders umzugehen, als er das früher getan hat, dann ist es egal, warum er das tut – Hauptsache, er hat ausreichend Durchhaltevermögen.

ZUVERSICHT STÄRKEN »Herr F., Sie wollen irgendwann wieder Ihre eigene Wohnung haben und Ihr eigenes Leben leben, nicht dauernd unter Kontrolle stehen. Sie wissen, dass Sie dazu Ihre Haltung gegenüber Frauen verändern müssen. Wir haben darüber schon mehrmals gesprochen. Sie haben mir Ihre Bereitschaft dazu auch schon signalisiert, gesagt, dass Ihnen das wichtig sei. Wie zuversichtlich sind Sie, dass Sie da etwas in sich bewegen können?« Auf einer Skala von 1 bis 10 wird der Patient vermutlich eine eher niedrige Ziffer angeben. »Das sieht so aus, als stünde noch eine Menge Arbeit vor Ihnen und vor uns.« Im Transtheoretischen Modell der Veränderung arbeiten wir hier in einem frühen Stadium der Absichtsbildung.

EXPERIMENTE WAGEN Konkret vereinbart der Therapeut mit Herrn F. Verhaltensexperimente, die anschließend ausgewertet werden. Dazu gibt er ihm wiederholt Informationen über alternative Umgangsweisen und Kommunikationsformen mit Frauen. Vor- und Nachteile der Alternativen werden abgewogen: »Wenn Sie Ihrer Partnerin mehr Freiheiten einräumen, was könnte dabei für Sie herausspringen? Und was könnte dabei für Sie von Nachteil sein?« Herr F. lässt sich nach einer langen Diskussion auf folgendes Experiment ein: »Herr F., Ihre Partnerin wird am übernächsten Wochenende mit zwei Freundinnen nach Berlin fahren. Das hatte Ihnen zunächst gar nicht gepasst und Sie wollten es ihr erst verbieten. Ich rechne Ihnen das sehr hoch an, dass Sie sich das verkniffen haben. Es wird trotzdem schwer, das auszuhalten. Sie hatten gesagt, dass Sie das nur schaffen, wenn Sie selbst auch was Außergewöhnliches tun. Deshalb haben wir verabredet, dass Sie an demselben Wochenende zu Ihrem Cousin nach Köln fahren. Wie denken Sie im Moment über diesen Plan?«

AUTONOMIEIMPULSE AUFGREIFEN Ein bei forensischen Patienten häufig vorherrschendes Thema ist das der Kontrolle ihrer Lebensbedingungen, ihre Autonomie. Viele haben in ihrer Kindheit und Jugend erlebt, dass ihre Freiheit beschränkt und ihnen jede Entscheidungsfähigkeit abgesprochen wurde, andere waren über lange Zeit gänzlich sich selbst überlassen. Insofern zieht sich das Ringen um Autonomie bei gleichzeitiger Sehnsucht nach Anschluss wie ein roter Faden durch die Behandlung, mal eher konstruktiv, mal eher destruktiv. Im konkreten Fall erleben wir im direkten Kontakt regelhaft Äußerungen des Autonomiebestrebens: verbal, nonverbal oder im Verhalten, etwa indem der Patient häufig zu spät kommt. Derartige Äußerungen sind oftmals »Einladungen« zum Kampf, zum Streit, somit zu einer Beziehungsgestaltung, die dem Patienten vertraut ist, mit der er sich auskennt, mit der er sich sicher fühlt. Diese Einladungen nicht anzunehmen, sondern mit ihnen geschmeidig umzugehen, ist gerade mit emotional instabilen, impulsiven und – wie in diesem Fall – narzisstischen Patienten eine große Herausforderung, birgt allerdings Entwicklungspotenzial. Im konkreten Fall kommt es nach einer Grenzziehung durch den Therapeuten zu folgendem typischen Dialog:

BEISPIEL

PATIENT »Sie schränken mich nur ein! Sie wollen überhaupt nicht, dass ich irgendwann mal selbstständig lebe! Sie lassen Ihr Machtding hier voll laufen! Das habe ich immer schon gewusst!«

THERAPEUT (reflektierend zuhörend): »Sie sind verärgert und enttäuscht.« Zustimmend mit einer Wendung: »Sie haben recht, ich schränke Sie hier ein. Und eingeschränkt zu werden ist etwas, mit dem Sie in Ihrem früheren Leben sehr viele sehr schlechte Erfahrungen gemacht haben. Mag sein, dass Sie das jetzt auch daran erinnert.«

PATIENT »Ja ..., aber irgendwann muss das doch mal aufhören!«

THERAPEUT »Stimmt, das soll es auch, aber ich möchte das nicht überstürzen. Schließlich steht viel auf dem Spiel.« Autonomie stärkend: »Was halten Sie davon, wenn wir mal einen Zeitplan skizzieren, nach dem, wenn alles gut läuft, die weiteren Lockerungen und Spielräume eintreten werden?«

Wo eine hohe emotionale Instabilität das Verhalten prägt, ist die verlässliche Beziehungsgestaltung besonders wichtig. Eine neutrale Zugewandtheit der Helfenden ermöglicht es, die Autonomieimpulse der Patienten aufzugreifen und auch mal kleine Experimente zu riskieren.

An der Beziehungsfähigkeit des Patienten zu arbeiten bedeutet in der therapeutischen Beziehung vor allem, wachsam zu sein. Hier entwickelt sich ein Modell der Beziehungsgestaltung, das auf andere Beziehungen übertragbar ist. Da spielt es in gewisser Hinsicht keine Rolle, ob der Therapeut ein Mann oder eine Frau ist. Es geht um Aufrichtigkeit, Zuwendung und Interesse am anderen. Forensische Patienten mit ihren oft schweren Persönlichkeits- und somit Beziehungsstörungen bedürfen an dieser Stelle ganz besonderer Aufmerksamkeit.

RISIKEN THEMATISIEREN Im konkreten Fall ist nicht davon auszugehen, dass der Patient sein Beziehungsmuster in der relativ kurzen Zeit, in der er in der psychiatrischen Abteilung in Behandlung ist, grundlegend ändert. Er wird allenfalls alternative Verhaltensmuster lernen, die er bei Bedarf einsetzen kann. Im Rahmen einer konstruktiven Behandlungsbeziehung lassen sich dann Vereinbarungen treffen, die das Risiko eines Rückfalls begrenzen: »Herr F., wir haben beide festgestellt, dass Sie Ihre vertrauten Einstellungen zu den Rollen von Mann und Frau in einer Partnerschaft nicht gänzlich aufgeben können. Und vielleicht finden Sie ja auch eine Frau, die in diesem Punkt gut zu Ihnen passt. Sie wissen allerdings auch um das Risiko, dass Sie irgendwann wieder durchdrehen könnten. Was ist Ihre Idee, wie Sie das Risiko mindern können?«

Der Patient schlägt vor, zunächst alle 14 Tage ein Paargespräch zu führen und in den wöchentlich stattfindenden Gesprächen mit dem Therapeuten das Thema »Beziehung zur Partneri«n an die erste Stelle zu setzen. Der Therapeut unterstützt den Plan und versucht, noch etwas weiter zu gehen: »Ich schlage vor, dass Sie regelmäßig, sagen wir alle 14 Tage, ein Experiment mit Ihrer Partnerin vereinbaren, so wie wir das vor einigen Wochen getan haben. Was halten Sie davon?«

Gerade bei forensischen Patienten wird man in der Organisation der Nachsorge Vorgaben machen müssen, allerdings sollte sich im Laufe der Zeit das Verhältnis von Vorgaben zu Vereinbarungen deutlich zugunsten der Vereinbarungen verschieben. Insofern ist es sinnvoll, wo irgend möglich die Ideen des Patienten in die Planung einzubeziehen.

Auch hier gilt es, Frühwarnzeichen zu identifizieren: »Woran würden Sie als Erstes merken, dass die Dinge sich schlecht entwickeln, dass Sie auf eine Krise zusteuern, dass Sie in alte Muster zurückfallen?«

Wenn wir in der hier geschilderten Art mit forensischen Patienten umgehen, so erhöhen wir die Wahrscheinlichkeit, dass sie sich in ihrer Autonomie gestärkt fühlen. Motivierende Gesprächsführung bedeutet mit dieser Klientel anfangs »Dirigieren« und später mehr »Führen« als »Folgen«. Immer sollte allerdings das Interesse der Professionellen an einer Stärkung der Selbstkontrolle und Selbstachtung der Patienten spürbar sein.

Ein zu hohes Engagement von Helfenden kann kontraproduktiv sein, deshalb sollten wir uns immer prüfen, ob wir noch aus einer neutralen Position heraus arbeiten.

Zum Schluss: einige Erfahrungen von Mitarbeitern mit der Motivierenden Gesprächsführung

Wie die verschiedenen Fallbeispiele gezeigt haben, ist Motivierende Gesprächsführung in der Arbeit mit psychiatrisch erkrankten Menschen möglich und sinnvoll. Dabei spielt es keine Rolle, welcher Art die psychische Erkrankung ist und wie schwerwiegend sie ausfällt, ob sie akut oder chronisch ist. Die psychiatrische Behandlung bietet trotz einiger repressiver Anteile eine Fülle von Situationen, in denen es sich lohnt, die Autonomie der Patientinnen und Patienten anzusprechen, sie respektvoll und interessiert zu behandeln und sie so zu einem verantwortungsvollen Umgang mit sich und anderen zu ermutigen.

Motivierende Gesprächsführung verändert die Beziehungen im Rahmen einer Behandlung oder Betreuung auf vielfältige Weise. Dabei sind alle Konstellationen gemeint: Beziehungen der Patienten zu sich selbst, Beziehungen zwischen Patient und Behandlern und schließlich auch die Beziehungen der Mitarbeitenden untereinander.

Das sollen am Schluss drei Ausschnitte aus Interviews mit Mitarbeitenden psychiatrischer Kliniken zeigen, die an einer Fortbildung zur Motivierenden Gesprächsführung teilgenommen haben und anschließend erste praktische Erfahrungen rückmelden.

BEISPIEL

MITARBEITERIN A »Wir hatten einen Patienten auf der Station, der ist chronifiziert, hat also die klassische Psychose. Der kam immer wieder zur Behandlung, spätestens eine Woche nach der Entlassung hat er dann gesagt: ›Ich brauche keine Medikamente mehr!‹ Hat alles abgesetzt. Das ging dann immer vier bis sechs Wochen gut. Dann kam er wieder zu uns auf die Station, wurde wieder behandelt, hörte wieder: ›Sie müssen Ihre Medikamente nehmen!‹

Erschwerend kommt hinzu, dass er eine hoch auffällige Mutter hat, die alles boykottiert, Medikamenten gegenüber ganz negativ eingestellt ist, auch nicht akzeptieren kann, dass ihr Sohn krank ist. Sie behandelt ihn zu Hause immer mit Vitamin C. Beim letzten Mal war es so, dass er für unsere Begriffe gut eingestellt war. Ein ambulanter Pflegedienst war da nach der Entlassung, der ihm die Medikamente gab. Aber auch die sind drei Tage nach der Entlassung von der Mutter rausgeworfen worden, sodass wir gar nicht an ihn herankamen.

Der Patient war dann zunächst wieder bei uns in Behandlung und hat die Medikamente hier auch eingenommen. Einige Wochen bevor er entlassen werden sollte, haben wir begonnen, nach der Motivierenden Gesprächsführung mit ihm zu arbeiten. Wir haben zusammen geguckt, wo die Schwierigkeiten liegen, haben die Mutter ganz außen vor gelassen und haben mit ihm ganz gut gearbeitet, finde ich. Vom Patienten kam dann die Rückmeldung, er erlebe zum ersten Mal, dass er selbst in der Verantwortung sei. Also nicht, dass da jemand ist, der ihm sagt, dass er die Medikamente nehmen müsse.

Die Mutter hat weiter gegen uns gearbeitet. Sie hatte mehrere Auftritte auf der Station, bei denen sie uns beschimpfte und die ganze Station rebellisch gemacht hat. Bei einem Einkauf kam sie wie eine Furie auf mich zugestürmt und hat im Supermarkt rumgeschrien, wir würden ihren Sohn vergiften.

Wir haben ausschließlich mit ihm gearbeitet. Wir haben geguckt, was es ihm eigentlich schwer macht, die Medikamente zu nehmen.

Ich habe ihn so erlebt, dass er sehr ehrlich war. Die Medikation ist dann auf seinen Wunsch hin zum Teil verändert worden.
Nach der Entlassung kam er die ersten drei Wochen jeden Tag auf die Station, hat seine Morgenmedikation mitgenommen und die Abendmedikation abends bei uns auf der Station eingenommen. Er hat sich etwa anderthalb bis zwei Stunden auf der Station aufgehalten und ist dann wieder gegangen.
Wir hatten dieses Konzept ursprünglich für drei Wochen geplant, aber vom Patienten kam immer wieder der Wunsch zu verlängern. Das läuft jetzt seit fünf Wochen, er kommt regelmäßig. Seit gestern haben wir jetzt einen Turnus, dass er einmal in der Woche kommt und wir ihm für eine Woche Medikamente mitgeben. Das haben wir aber erst gestern begonnen. Da müssen wir mal gucken.
Also, er ist jetzt sehr geordnet, es kommt wirklich die Rückmeldung, dass er klarkomme. Er sagt sogar: ›Ich krieg noch eine Spritze, denken Sie dran! Wie machen wir das denn?‹ Und wir sind alle erstaunt.
Wahrscheinlich funktioniert es, weil wir ihn direkt angesprochen haben. Wir haben gefragt, woran es liegt. Und er hat gesagt, erstens habe die Mutter unheimlich Druck ausgeübt und habe gesagt ›Du bist nicht krank‹. Und zweitens hätten wir uns hier früher eigentlich nie für seine Meinung interessiert: Immer wenn er gesagt hat: ›Ich nehme die Medikamente nicht, weil ich davon dick werde und sie mich müde machen‹, wurde gesagt: ›Sie brauchen die Medikamente! Nehmen Sie sie jetzt oder nehmen Sie sie nicht? Ich diskutiere jetzt auch nicht lange.‹ Da muss ich mich auch mit einbeziehen.
Er muss jetzt stark sein, um das durchzuhalten gegen seine Mutter. Bislang geht's. Hier ist er stärker geworden. Es wurde auf ihn

geachtet. Er hat Aufmerksamkeit bekommen. Seine Meinung war gefragt. Es war eine Art Schlüsselsituation für ihn, mit seiner Selbstverantwortung in positiven Kontakt gekommen zu sein, dass er jetzt gelernt hat: ›Wenn ich selbstverantwortlich etwas für mich entscheide, dann mache ich das schon gut!‹ Und dass er verhandeln kann, eine Woche und noch eine Woche mehr heraushandeln kann. Er sieht, er kommt so weiter. Natürlich kann das auch mal abgelehnt werden. Aber er hat aus eigenen Kräften etwas erreicht, er hat für sich gesorgt, er hat seine Krankheit gemanagt.

Also, ich habe durch die Motivierende Gesprächsführung eine andere Sicht bekommen. Früher habe ich immer gedacht, wenn die Medikamente angeordnet sind und ich es ja auch erlebe, dass es den Patienten daraufhin gutgeht, dann müssen sie die halt nehmen. Aber was es mit dem Patienten macht, wenn er tagtäglich Medikamente nehmen muss, darauf haben wir vorher überhaupt nicht geachtet. Wir haben das ja so gelernt. Unser Job war es, dass die Patienten die Medikamente nehmen. Wir sind ja so sozialisiert. Und sich davon zu lösen, das ist ein langer und tiefer Prozess.«

Ein weiterer Kollege ergänzt den letzten Gedanken und spricht über die eigene Rolle, insbesondere was die Vergabe von Medikamenten in der psychiatrischen Versorgung anbelangt:

BEISPIEL

MITARBEITER B »Ich habe für mich noch eine weitere Erfahrung gemacht. Wir sind halt von der alten Schule gedrillt: Der Patient muss nehmen! Es ist meine Pflicht, dass er die verordneten Medikamente einnimmt. Nach dieser Fortbildung sehe ich mehr und mehr, dass ich mich auch mal auf eine Ebene mit dem Patienten begeben muss. Ich muss mehr hören, was er meint, was er denkt und will, und muss mit ihm nach Kompromissen suchen, wie das dann gehen kann.«

Ein weiterer Kollege schließlich spricht über seine Erfahrungen im Umgang mit einer emotional instabilen Patientin, mit der er über einen »Regelverstoß« sprechen musste:

BEISPIEL

MITARBEITER C »Die Patientin ging mit sehr großen Bedenken ins erste Gespräch. Sie sagte später, sie habe nicht gewusst, was kommt, dachte, sie bekäme eine Standpauke. Sie war wirklich überrascht, dass das nicht kam und dass es stattdessen ein kooperatives Gespräch war und sie reden konnte. Sie war so positiv überrascht. Sie fordert solche Gespräche nun immer wieder ein. Sie ist schwerstkrank. Sie leidet massiv darunter, dass sie die Schule nicht geschafft hat. Sie ist einfach froh, dass sie reden kann. Dass mal jemand da ist, der nicht sagt: ›Machen Sie es doch so oder so!‹, sondern der eher sagt: ›So, erzählen Sie mal, wie geht es Ihnen? Was denken Sie dazu?‹ Sie verlangt von mir nichts weiter. Sie ist einfach froh, dass gezielt Fragen kommen, die sie auch zum Nachdenken bringen. Bei denen sie sagen kann, was sie denkt, ohne Konsequenzen zu befürchten. Die instrumentalisiert mich da gar nicht.«

Diese Ausschnitte machen deutlich, wo das enorme Potenzial der Motivierenden Gesprächsführung im Umgang mit schwer erkrankter Klientel liegt: in der Stärkung der Autonomie, in der Stärkung der Behandlungs- bzw. Betreuungsbeziehung und in der Kreativität der Zielfindungen.

Dabei darf Motivierende Gesprächsführung nicht (nur) von ihrem Ende, von ihrem Ergebnis her betrachtet werden. Dann kommt zu schnell der Vergleich damit auf, was sich Zuweiser, Verwandte oder andere Beteiligte im Hilfesystem gewünscht haben. Zwar ist ein gut verhandelter, realistischer kleiner Schritt auch ein Erfolg, aber die vereinbarten Ziele erscheinen oft weit entfernt von den maximal möglichen. Die Qualität Motivierender Gesprächsführung liegt jedoch nicht in erster Linie in diesem Ergebnis, sondern im Prozess: Die Güte der Klärung, des Austausches, des Gesprächs miteinander, das Maß an partnerschaftlicher und autonomiefördernder Zusammenarbeit, das Maß an gemeinsam getragener Entscheidungsfindung – all das ist aus Sicht der Patientinnen und Patienten weit bedeutsamer für die Qualität der Behandlung, der Betreuung oder der Alltagsbegleitung!

Motivierende Gesprächsführung – konsequent angewandt – verändert die professionellen Einstellungen der Mitarbeitenden zu ihrem Auftrag und ihrer Klientel. Aber nicht nur das: Motivierende Gesprächsführung verändert auch die Zusammenarbeit der Professionellen untereinander. Ein Behandlungsteam, das sich zum Ziel setzt, die inneren Einstellungen, Wertsetzungen und Ideen der Patientinnen und Patienten interessiert und neugierig zu erkunden, ein solches Team wird es nur schwer ertragen, wenn es mit sich selbst nicht genauso umgeht, wenn nicht jede und jeder im Team sich aufgerufen fühlt, ihre und seine Sicht der Dinge mitzuteilen. Die Qualität einer Behandlung oder Betreuung hängt aller Erfahrung nach zu einem großen Teil davon ab, wie sehr sich die Mitglieder des Teams – von der Stationsassistentin über die Pflegekräfte, den Sozialarbeiter, die Psychologin, den Arzt bis zur Oberärztin – gegenseitig wertschätzen und achten. Eine Vereinbarung zur konsequenten Umsetzung der Motivierenden Gesprächsführung im Alltag wird diese Prozesse fördern und somit auch zur Arbeitszufriedenheit aller Kolleginnen und Kollegen maßgeblich beitragen.

Ausgewählte Literatur

ANDERSON, K. H.; FORD, S.; ROBSON, D.; CASSIS, J.; RODRIGUES, C.; GRAY, R. (2010): An exploratory, randomized controlled trial of adherence therapy for people with schizophrenia. In: *Int. J. Ment. Health Nurs.*, 19, 5, S. 340 – 349.

ARKOWITZ, H.; MILLER, W. R. (2010): Motivierende Gesprächsführung anwenden, lernen und vertiefen. In: ARKOWITZ, H.; WESTRA, H. A.; MILLER, W. R.; ROLLNICK, S. (Hg.): Motivierende Gesprächsführung bei der Behandlung psychischer Störungen. Weinheim, Basel, S. 1 – 128.

BAKER, A. L.; HIDES, L.; LUBMAN, D. I. (2010): Treatment of cannabis use among people with psychotic or depressive disorders: A systematic review. In: *Clin. Psychiatry*, 71, 3, S. 247 – 254.

BANDURA, A. (1977): Self-efficacy: Toward a unifying theory of behavioral change. In: *Psychological Review*, 84, S. 191–215.

BANDURA, A. (1979): Sozial-kognitive Lerntheorie. Stuttgart.

BARKHOF, E.; MEIJER, C. J.; DE SONNEVILLE, L. M.; LINSZEN, D. H.; DE HAAN, L. (2012): Interventions to improve adherence to antipsychotic medications in patients with schizophrenia – a review of the past decade. In: *Eur. Psychiatry*, 27, 1, S. 9 – 18.

BARROWCLOUGH, C.; HADDOCK, G.; TARRIER, N.; LEWIS, S. W.; MORING, J.; O'BRIEN, R.; SCHOFIELD, N.; MCGOVERN, J. (2001): Randomized controlled trial of motivational interviewing, cognitive behavior therapy, and family intervention for patients with comorbid schizophrenia and substance use disorders. In: *Am. J. Psychiatry*, 158, 10, S. 1706 – 1713.

BECHDOLF, A.; POHLMANN, B.; GÜTTGEMANNS, J.; GEYER, C.; LINDNER, K.; FERBER, C.; GOUZOULIS-MAYFRANK, E. (2012): State-dependent motivational interviewing for people with schizophrenia and substance use: Results of a randomised controlled trial. In: *Der Nervenarzt*, 83, 7, S. 888 – 896.

BERG, I. K.; MILLER, S. (1995): Kurzzeittherapie bei Alkoholproblemen. Ein lösungsorientierter Ansatz. Heidelberg.

BOCK, T. (2005): Bipolare Störungen. Bonn.

BOCK, T. (2008): Eigensinn und Psychose. Neumünster.

BOCK, T. (2009): Lichtjahre. Psychosen ohne Psychiatrie. Bonn.

BUTLER, C.; ROLLNICK, S. (2003): Compliance. London.

CHAMBERLAIN, P.; PATTERSON, G., REID; J., KAVANAGH, K.; FORGATCH, M. (1984): Observation of client resistance. In: *Behavior Therapy*, 15, S. 144 – 155.

Cleary, M.; Hunt, G. E.; Matheson, S.; Walter, G. (2009): Psychosocial treatments for people with co-occurring severe mental illness and substance misuse: Systematic review. In: *Journal of advanced nursing*, 65, 2, S. 238 – 258.

Cooper, K.; Chatters, R.; Kaltenthaler, E.; Wong, R. (2015): Psychological and psychosocial interventions for cannabis cessation in adults: A systematic review short report. In: *Health Technol Assess*, 19, 56, S. 1 – 130.

De Witte, N. A.; Crunelle, C. L.; Sabbe, B.; Moggi, F.; Dom, G. (2014): Treatment for outpatients with comorbid schizophrenia and substance use disorders: A review. In: *Eur. Addict Res.*, 20, 3, S. 105 – 114.

Eink, M.; Haltenhof, H. (2017): Basiswissen: Umgang mit suizidgefährdeten Menschen. Köln.

Ellis, T. E.; Newman, C. F. (1996): Choosing to live: How to defeat suicide through cognitive therapy. Oakland, CA.

Festinger, L. (2019): Theorie der Kognitiven Dissonanz. Göttingen.

Frick, K. M.; Brueck, R. (2010): Kurzinterventionen mit Motivierender Gesprächsführung. Köln.

Frost, H.; Campbell, P.; Maxwell, M.; O'Carroll, R. E.; Dombrowski, S. U.; Williams, B.; Pollock, A. (2018): Effectiveness of Motivational Interviewing on adult behaviour change in health and social care settings: A systematic review of reviews. In: *PloS one*, 13, S. 10.

Gray, R.; Bressington, D.; Ivanecka, A.; Hardy, S.; Jones, M.; Schulz, M.; von Bormann, S.; White, J.; Anderson, K. H.; Chien, W. T. (2016): Is adherence therapy an effective adjunct treatment for patients with schizophrenia spectrum disorders? A systematic review and meta-analysis. In: *BMC Psychiatry*, 6, 16, S. 90.

Härter, M. (2004): Editorial: Partizipative Entscheidungsfindung. (Shared Decision Making) – ein von Patienten, Ärzten und der Gesundheitspolitik geforderter Ansatz setzt sich durch. In: Z. ärztl. *Fortbild. Qual. Gesundhwes.*, 98, 2, S. 89 – 92.

Hayes, R. B.; McDonald, H.; Garg, A. X.; Montagne, P. (2002): Interventions for helping patients to follow prescriptions for medications. In: *The Cochrane Library*, 2, S. 1 – 50.

Heckhausen, H.; Gollwitzer, P. M. (1987): Thought contents and cognitive functioning in motivational versus volitional states of mind. In: *Motivation and Emotion*, 11, 2, S. 101 – 120.

Hell, D. (2001): Paternalismus und Fremdbestimmung in der Psychiatrie. In: *Schweizer Archiv für Neurologie und Psychiatrie*, 152, 1, S. 3 – 4.

Hettema, J.; Steele, J.; Miller, W. R. (2005): Motivational Interviewing. In: *Annual Review of Clinical Psychology*, 1, S. 91 – 111.

HIGHTON-WILLIAMSON, E.; BARNICOT, K.; KAREEM, T.; PRIEBE, S. (2015): Offering financial incentives to increase adherence to antipsychotic medication: The clinician experience. In: *Journal of clinical psychopharmacology*, 35, 2, S. 120 – 127.

JONES, P. B.; BARNES, T. R. E.; DAVIES, L.; DUNN, G.; LLOYD, H.; HAYHURST, K. P.; MURRAY, R. M.; MARKWICK, A.; LEWIS, S. W. (2006): Randomized controlled trial of the effect on quality of fife of second vs. first-generation antipsychotic drugs in schizophrenia. Cost utility of the latest antipsychotic drugs in schizophrenia study (CUtLASS 1). In: *Arch Gen Psychiatry*, 63, 10, S. 1079 – 1087.

KAVANAGH, D. J.; YOUNG, R.; WHITE, A.; SAUNDERS, J. B.; WALLIS, J.; SHOCKLEY, N.; JENNER, L.; CLAIR, A. (2004): A brief motivational intervention for substance misuse in recent-onset psychosis. In: *Drug and Alcohol Review*, 23, 2, S. 151 – 155.

KELLER, S.; VELICER, W. F.; PROCHASKA, J. O. (1999): Das Transtheoretische Modell – Eine Übersicht. In: KELLER, S. (Hg.): Motivation zur Verhaltensänderung. Das Transtheoretische Modell in Forschung und Praxis. Freiburg i. B.

KEMP, R.; HAYWARD, P.; APPLEWHAITE, G.; EVERITT, B.; DAVID, A. (1996): Compliance therapy in psychotic patients: Randomised-controlled trial. In: *BMJ*, 312, 7027, S. 345–349.

KEMP, R.; KIROV, G.; EVERITT, B.; HAYWARD, P.; DAVID, A. (1998): Randomised controlled trial of compliance therapy. 18 month follow-up. In: *British Journal of Psychiatry*, 172, 5, S. 413 – 419.

KÖRKEL, J. (2008): Motivational Interviewing: Ethische Betrachtungen. In: *Suchttherapie*, 9, 4, S. 181 – 184.

KRÖGER, U.; DE VRUER, C.-E. (2009): Motivierende Gesprächsführung. In: SAIMEH, N. (Hg.): Motivation und Widerstand. Herausforderungen im Maßregelvollzug. Bonn, S. 95 – 103.

LIEBERMAN, J. A.; STROUP, T. S.; MCEVOY, J. P.; SWARTZ, M. S.; ROSENHECK, R. A.; PERKINS, D. O.; KEEFE, R. S.; DAVIS, S. M.; DAVIS, C. E.; LEBOWITZ, B. D.; SEVERE, J.; HSIAO; J. K. (2005): Clinical anti-psychotic trials of intervention effectiveness (CATIE) investigators. In: *N. Engl. J. Med.*, 353, 12, S. 1209 – 23.

LUBAN-PLOZZA, B.; KNAAK, L.; DICKHAUT, H. H. (1998): Der Arzt als Arznei. Das therapeutische Bündnis mit dem Patienten. Köln.

LUBMAN, D. I.; KING, D. A.; CASTLE, D. J. (2010): Treating Comorbid Substance Use Disorders in Schizophrenia. In: *International Review of Psychiatry*, 22, 2, S. 191 – 201.

Maneesakorn, S.; Robson, D.; Gournay, K.; Gray, R. (2007): An RCT of adherence therapy for people with schizophrenia in Chiang Mai, Thailand. In: *J. Clin. Nurs.*, 16, 7, S. 1302 – 1312.

Martino, S.; Moyers, T. B. (2010): Motivierende Gesprächsführung bei Patienten mit Doppeldiagnose. In: Arkowitz, H.; Westra, H. A.; Miller, W. R.; Rollnick, S. (Hg.): Motivierende Gesprächsführung bei der Behandlung psychischer Störungen S. 291 – 320. Weinheim, Basel.

Martins, R. K.; McNeil, D. W. (2009): Review of Motivational Interviewing in promoting health behaviors. In: *Clin. Psychol. Rev.*, 29, 4, S. 283 – 293.

McCracken, S. G.; Corrigan, P. W. (2010): Motivierende Gesprächsführung bei schizophrenen Patienten: Einhaltung der medikamentösen Behandlung. In: Arkowitz, H.; Westra, H. A.; Miller, W. R.; Rollnick, S. (Hg.): Motivierende Gesprächsführung bei der Behandlung psychischer Störungen. Weinheim, Basel, S. 261–290.

MacDonald, P.; Hibbs, R.; Corfield, F.; Treasure, J. (2012): The use of motivational interviewing in eating disorders: A systematic review. In: *Psychiatry Res.*, 200, 1, S. 1 – 11.

Miller, W. R.; Rollnick, S. (1999): Motivierende Gesprächsführung. Freiburg i. B.

Miller, W. R.; Rollnick, S. (2004): Motivierende Gesprächsführung. Freiburg i. B.

Miller, W. R.; Rollnick, S. (2015): Motivierende Gesprächsführung. Freiburg i. B.

O'Donnell, C.; Donohoe, G.; Sharkey, L.; Owens, N.; Migone, M.; Harries, R.; Kinsella, A.; Larkin, C.; O'Callaghan, E. (2003): Compliance therapy: A randomised controlled trial in schizophrenia. In: *BMJ.* 327, 7419, S. 834.

Prins, S. (2005): Jetzt endlich lebe ich richtig. Geschichten, Glossen, Gedanken. Neumünster.

Prochaska, J. O.; DiClemente, C. C. (1983): Stages and processes of self-change of smoking: Toward an integrative model of change. In: *J. Consult. Clin. Psychol.*, 51, 3, S. 390 – 395.

Prochaska, J. O.; Norcross, J. C.; DiClemente, C. C. (1997): Jetzt fange ich neu an. München.

Reimer, J.; Kuhn, J.; Wietfeld, R.; Janetzky, W.; Leopold, R. (2019): Motivational Interviewing. Eine Möglichkeit der Arzt-Patienten-Kommunikation bei Schizophrenie? In: *Der Nervenarzt,* 90; S. 1144–1153.

Rollnick, S.; Miller, W. R.; Butler, C. C. (2012): Motivierende Gesprächsführung in den Heilberufen. Core-Skills für Helfer. Lichtenau.

Romano, M.; Peters, L. (2015): Evaluating the mechanisms of change in motivational interviewing in the treatment of mental health problems: A review and meta-analysis. In: *Clin. Psychol. Rev.*, 38: S. 1 – 12.

Rosengren, D. B. (2012): Arbeitsbuch Motivierende Gesprächsführung. Trainingsmanual. Lichtenau.

Rubak, S.; Sandbaek, A.; Lauritzen, T.; Christensen, B. (2005): Motivational Interviewing: A systematic review and meta-analysis. In: *Br. J. Gen. Pract.*, 55, 513, S. 305 – 312.

Sabate, E. (2003): Adherence to long-term therapies: Evidence for action. Geneva: World Health Organization.

Schulz, M.; Gray, R.; Spiekermann, A.; Abderhalden, C.; Behrens, J.; Driessen, M. (2013): Adherence therapy following an acute episode of schizophrenia: A multi-centre randomised controlled trial. In: *Schizophrenia research*, 146, 1–3, S. 59–63.

Schulz von Thun, F. (1981): Miteinander reden 1. Störungen und Klärungen. Allgemeine Psychologie der Kommunikation. Reinbek.

Tanner-Smith, E. E.; Lipsey, M. W. (2015): Brief alcohol interventions for adolescents and young adults: A systematic review and meta-analysis. In: *J. Subst. Abuse Treat.*, 51, S. 1 – 18.

Tay, S. E. (2007): Compliance therapy: An intervention to improve inpatients attitude toward treatment. In: *J. Psychosoc. Nurs. Ment. Health Serv.*, 45, 6, S. 29 – 37.

Thomann, C.; Schulz von Thun, F. (2007): Klärungshilfe. 1. Handbuch für Therapeuten, Gesprächshelfer und Moderatoren in schwierigen Gesprächen. Reinbek.

Walther, C. (2011): Schizophrenie als Lern- und Bildungsanlass. Psychoedukation aus pädagogischer Sicht. Bonn.

Wilke, E. (1994): Leitlinien des ärztlich-psychotherapeutischen Gesprächs. In: Reimer, C. (Hg.): Ärztliche Gesprächsführung. Berlin u. a.

Zerler, H. (2009): Suicidality. In: *J. Clin. Psychol.*, 65, 11, S. 1207 – 1217.